＼カンタン／
リハビリ英会話
キーフレーズ 600+

A Beginner's Phrasebook of Rehabilitation English

[代表著者]
角田 亘 Dr

[著者]
志村 圭太 PT
山口 佳小里 OT
大石 斐子 ST
Florescu Mihail Cosmin
国際医療福祉大学

全文フリー
聴き放題！

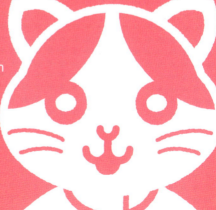
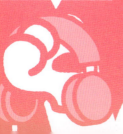

株式会社 新興医学出版社

A Beginner's Phrasebook of Rehabilitation English

Author in Chief

Wataru KAKUDA, MD, PhD

Authors

Keita, SHIMURA, PT, PhD
Kaori, YAMAGUCHI, OT, PhD
Ayako, OISHI, ST, PhD
Florescu Mihail Cosmin, MA

© First edition, 2019 published by
SHINKOH IGAKU SHUPPAN CO. LTD., TOKYO.
Printed & bound in Japan

はじめに

　いまや，世界中にリハビリテーション医療が広まってきています．その質（quality）については，各国間で大きな違いがありますが，私は日本のリハビリテーション医療は，全世界的にみてもトップクラスのひとつであると確信しています．よって，世界中の人々が簡単に海を渡れるようになった現在においては，私たち日本のリハビリテーション医療のprofessionalは，世界中の患者様に日本のリハビリテーション医療を届けていく使命があると考えます．そして，それを実現するためには，最低限の英会話能力を習得することが必要不可欠であると痛感しています．日本国内で出会う外国人患者様に医療を提供する場合でも，海外の地に赴いたうえで現地の外国人患者様に医療を提供する場合でも，英語でのコミュニケーションが大いに要求されます．しかしながら，本邦の現状としては，リハビリテーション医療者を対象とした英語教育は十分ではなく，そのための適切な教材（テキスト）も知られておりませんでした．

　このような状況に私が忸怩たる思いを抱く中，2017年に，私たちの大学がミャンマーでリハビリテーションに関する短期セミナーを開催することとなり，私はその講師の一人に選ばれました．その時に，同じく講師としてミャンマーに赴いたのが志村圭太先生，山口佳小里先生，大石斐子先生の三人でした．現地における彼ら三人の英語を駆使した活躍ぶりは素晴らしく，さらには彼らが兼ね備えていた国際感覚に私は心底感銘を受けました．そこで，宿泊ホテルのオープンエアーのバーで私の思いを彼らに打ち明けたところ，彼らは私の思いに強く賛同してくれました．そして，ヤンゴンの星空のもと，私たち4人の間で瞬く間に本書の企画が立ち上がっ

た次第でありました．

　本書には，総じて600以上の英文フレーズが記されています．志村先生，山口先生，大石先生と私の4人が，知恵を振り絞って選りすぐったフレーズばかりが記されています．英会話に不慣れな方であってもぜひ知っておいていただきたい，頻出（＝使われる場面が多い）フレーズを選び出しました．まずは本書に書かれたフレーズのいくつかを覚えていただき，それを実際に使っていただくことで，外国人患者様との距離が縮まることは間違いないと思います．そして，使えるフレーズの数が増えていくにつれて，外国人患者様と過ごす時間がより有意義なものになるはずです．コンパクトな本書を常にポケットにしのばせていただき，破れるくらいまで使い込んでいただけるのであれば，それは私たちにとっては望外の喜びに他なりません．

　本書に書かれたフレーズは，そのすべてについてFlorescu Mihail Cosmin先生にネイティブチェックをしていただきました．英語にも日本語にも精通したCosmin先生にチェックをしていただいたおかげで，私としても自信を持って本書を皆様にお勧めすることができます．そして，本書の執筆に際しましては，新興医学出版社の林峰子様および石垣光規様に少なからずの適切なアドバイスとご支援をいただくことができました．ここであらためて御礼を申し上げます．

　私は，日本のリハビリテーション医療者は，もっともっと世界へと羽ばたいていくべきと思っています．そして，本書がそのためのささやかな一助になりますことを，心から願っています．

2019年7月

　　　　　　　　　　　　　　代表著者　　角田　亘

はじめに..3
本書の使い方..10
医療者側が何かアクションを起こす時の表現について....12
患者様に指示をする時の表現について....................14
音声視聴方法について..16

Section 1
挨拶と紹介

1-1 初対面の挨拶と自己紹介..............................18
1-2 病院や施設の紹介......................................20
1-3 理学療法士，作業療法士，言語聴覚士について説明する..22
1-4 再診時の挨拶..24
1-5 別れの挨拶..26
■スタッフ間でかけあう言葉................................28

Section 2
患者様への問診

2-1 現病歴を聞く..30
2-2 既往歴を聞く..32
2-3 運動症状，感覚症状を聞く............................34
2-4 ADL 能力を聞く..36
2-5 言語症状と認知症状を聞く............................38
2-6 嚥下症状を聞く..40
2-7 生活環境/社会的背景を聞く..........................42
2-8 リハビリに対する要望を聞く............................44
■人をほめる言葉..46

Section 3
運動機能と日常生活の評価

3-1　肩，肘の運動機能を診る......48
3-2　手および手指の運動機能を診る......50
3-3　Brunnstrom Recovery Stages を用いて運動麻痺を評価する......52
3-4　歩行機能を診る......54
3-5　反射，協調運動，バランス機能を診る......56
3-6　筋力と関節可動域を診る......58
3-7　ADL 能力を診る......60
3-8　IADL 能力を診る......62
■人を励ます言葉......64

Section 4
精神・認知・言語・嚥下機能の評価

4-1　意識，見当識，記憶を診る......66
4-2　注意機能と前頭葉機能を診る......68
4-3　言語機能を診るⅠ（理解）......70
4-4　言語機能を診るⅡ（表出）......72
4-5　その他の認知機能を診るⅠ（行為・視覚認知）......74
4-6　その他の認知機能を診るⅡ（空間性注意など）......76
4-7　精神機能を診る......78
4-8　摂食嚥下機能を診るⅠ（口腔運動機能）......80
4-9　摂食嚥下機能を診るⅡ（標準的な嚥下検査）......82
4-10　感覚障害を診る（表在感覚，深部感覚）......84
■とっさのひと言......86

Section 5
検査結果の説明と運動障害の リハビリテーション指導

- 5-1 運動症状を説明する..88
- 5-2 画像所見を説明する..90
- 5-3 採血所見を説明する..92
- 5-4 リハビリの目標/予後を説明する..............................94
- 5-5 リハビリの予定を説明する..96
- 5-6 基本的な動作を指示する..98
- 5-7 起居動作を指示する...100
- 5-8 移乗動作を指示する...102
- 5-9 立ち上がりを指示する...104
- 5-10 歩行を指示する...106
- 5-11 上肢運動を指示する...108
- 5-12 有酸素運動を指示する...110
- 5-13 ADL訓練を指示する..112
- 5-14 IADL訓練を指示する...114
- 5-15 自主トレについてアドバイスする..........................116
- 5-16 生活についてアドバイスする..................................118
- ■困っている外国人患者様を見かけたら…..........................120

Section 6
認知・言語・嚥下障害の説明とリハビリテーション指導

6-1　認知機能/精神症状を説明する................................122
6-2　言語症状を説明する..124
6-3　嚥下障害を説明する..126
6-4　認知リハビリテーションを指示するⅠ（課題）........128
6-5　認知リハビリテーションを指示するⅡ（自主トレなど）
　　　..130
6-6　言語リハビリテーションについて説明・指示するⅠ
　　　（課題）...132
6-7　言語リハビリテーションについて説明・指示するⅡ
　　　（アドバイスなど）..134
6-8　発声発語リハビリテーション..................................136
6-9　嚥下リハビリテーションⅠ.....................................138
6-10　嚥下リハビリテーションⅡ...................................140
■リハビリテーションの現場で用いられるさまざまな機器や道具
　　　..142

Section 7
患者様との雑談

7-1　気候や天気について話す..144
7-2　季節の行事について話す..146
7-3　私的な出来事について話す（最近に経験したことなど）
　　　..148
7-4　自分のことや家族のことについて話す..................150
7-5　趣味について話す..152
7-6　スポーツについて話す..154
7-7　最近の時事問題について話すⅠ（政治経済）..........156
7-8　最近の時事問題について話すⅡ（社会・国際情勢など）
　　　..158

索　引..160
著者紹介..166

本書の使い方

　本書は場面別に7つのセクションから構成されており，全体で65の項目から成り立っています．いずれの項目も，見開き2ページとなっており，左ページには Minimum phrase として3つのフレーズを，そして右ページには Step-up phrase として6～8つのフレーズが記されています．全体では，600以上のフレーズ を学ぶことができます．

　Minimum phrase は，それぞれの項目の中で特に使用頻度が高いと思われるフレーズです．たとえば「一度にたくさんのフレーズを覚える自信がない方」「最低限必要なフレーズだけを急いで学びたい方」「仕事が忙しくて英語を落ち着いて学ぶ時間がない方」は，とにかくこの3フレーズとその発音だけを覚えておけばよいでしょう．

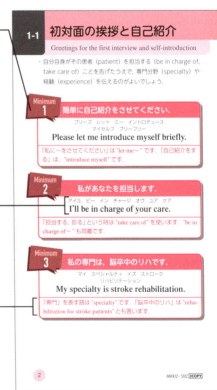

Minimum phrase
その項目で使用頻度が高いと思われる3つのフレーズを紹介．「これは覚えておきたい！」という表現になります．

読み方も添えられているので，発音とともにフレーズを覚えられます．

フレーズの中で特に重要だと思われる単語・表現は，色文字にして説明しています．あわせて覚えたい単語なども紹介していますので，臨床の現場でもぜひ使用してみましょう！

そして，Minimum phrase を学習し終えた方は，右ページの Step-up phrase もぜひ覚えてください．Step-up phrase については，いくつかの 言い換え可能部分 があります．Step-up phrase の中で下線が引かれた部分を，■マーク以下の語で言い換えることで，フレーズのバリエーションを簡単に増やすことができます．もちろん，言いたい言葉を巻末の索引で探してから，いろいろな表現を学んでいくという方法もお勧めいたします．

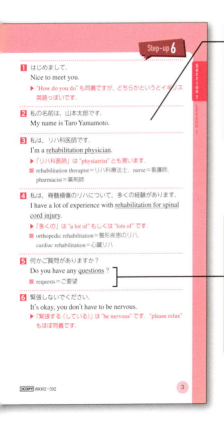

Step-up phrase

Minimum phrase の 3 フレーズに加え，さらに知っておくと臨床の現場でも役立つ 6〜8 フレーズを取り上げています．

言い換え可能部分

下線が引かれている単語・表現は，すぐ下の ■ のものに言い換えが可能です．ご自身の状況にあわせて，あるいは表現の幅を広げるために活用してください！

医療者側が何かアクションを起こす時の表現について

本書では，医療者側が何かアクションを起こす時に，それを患者様に説明するための表現についても多く記されています．これらの表現については，原則的に「I will＋動詞の原形（例：I will examine you.＝私はあなたを診察します）」で記しましたが，指示をする時の表現と同様に，少々工夫をすることでそのニュアンスを変えることができます．これらの語を使って，あなたの気持ちに最も近いフレーズを作ってみてください．

I'll＋動詞の原形

I will の短縮形で「私は〜します」という意味です．
例 I'll examine your arm.＝あなたの腕を診察します．

I am going to＋動詞の原形

I will と同じく「私は〜します」という意味です．
例 I am going to show you the results.＝あなたに結果をお見せします．

Can I＋動詞の原形？

「（私が）〜してもよいですか？」という意味で，相手に許可を求める表現になります．
例 Can I ask you some questions?＝いくつかの質問をしてもよいですか？

May I＋動詞の原形？

Can I〜?と同じく，自分のアクションの許可を求める表現になります．
例 May I enter your room?＝あなたの部屋に入ってもよいですか？

Please let me＋動詞の原形

「私に〜させてください」という意味です．
例 Please let me introduce myself.＝私の紹介（自己紹介）をさせてください．

Could you please allow me to ＋動詞の原形 ？

「私が〜することを許可していただけますか」という意味で，丁寧に許可を求める表現になります．
- 例　Could you please allow me to leave here? ＝私がここを立ち去ってもよろしいですか？

We will ＋動詞の原形

「私たちは〜をします」という意味です．アクションを起こす側が，医療チームなどの複数人である場合は，主語を we にするのがよいでしょう．
- 例　We will prescribe some drugs. ＝私たちが薬を処方します．

We are going to ＋動詞の原形

We will と同様に用います．
- 例　We are going to take care of you. ＝私たちがあなたの世話をします．

患者様に指示をする時の表現について

　本書では，患者様に対する指示・勧告・要望の表現が多く含まれています．すなわち，患者様に「〜してください」「〜したほうがよいです」「〜するべきです」などと話す時に使う表現が多く記されています．

　これらの表現については，本書では原則的に，すべて「Please＋動詞の原形（例：Please open the window＝窓を開けてください）」もしくは「動詞の原形から始まる命令形（例：Open the window＝窓を開けなさい）」で記してあります．そして，これらの表現は，以下の語を加えることで，そのフレーズのニュアンスを変えることができます．

　状況にふさわしい最も適切なフレーズを作り出してみてください．

You have to ＋動詞の原形
「あなたは〜しなければいけません」という意味

指示をする時に使う，一般的な表現です．
例　You have to submit this document.
＝あなたはこの書類を提出しなければいけません．

You must ＋動詞の原形
「〜しなければならない」という意味

"you have to" と同様ですが，少々強い言い方になります．
例　You must stop smoking.
＝あなたはすぐに喫煙を止めなければいけません．

You should ＋動詞の原形
「あなたは〜すべきです」という意味

指示に近いくらいの気持ちで強く推奨する時に使います．
例　You should wash your hands.
＝あなたは手を洗うべきです．

You had better＋動詞の原形

「あなたは〜したほうがよいです」という意味

推奨する時に使います．
例 You had better attend the meeting.
＝あなたはその会議に出席したほうがよいです．

I recommend that you should＋動詞の原形

「(あなたが) 〜することをお勧めします」という意味

丁寧に推奨する時に使います．
例 I recommend that you should go to the hospital.
＝あなたが病院に行くことをお勧めします．

Can you＋動詞の原形？

「〜してくれますか」という意味

「〜できますか」が本来の意味です．
例 Can you help me?
＝私を手伝ってくれますか？

Could you please＋動詞の原形？

「〜してくれますか」という意味

"Can you〜 " の丁寧な表現です．
例 Could you please show me your slides?
＝あなたのスライドを私に見せてくれますか？

Please try to＋動詞の原形

「ぜひ〜してみてください」という意味

例 Please try to use this room.
＝ぜひこの部屋を使ってみてください．

新興医学出版社のサイトで全文フリーダウンロード！

▶下記 URL にアクセス
http://shinkoh-igaku.jp/mokuroku/data/592.html

- ご利用前には上記サイトに掲載の利用規約を必ずお読みください．
- 上記サイト内「おもな目次」の項目をクリックすると音声が視聴できます．また，ダウンロードする場合はご使用のブラウザのヘルプをご覧ください．
- ご使用のパソコン・スマートフォン等の端末およびブラウザ等の設定・使用環境により，正常に視聴・ダウンロードできない場合がございます．

Section 1

挨拶と紹介

1-1 初対面の挨拶と自己紹介

Greetings for the first interview and self-introduction

・自分自身がその患者様（patient）を担当する（be in charge of, take care of）ことを告げたうえで、専門分野（specialty）や経験（experience）を伝えるのがよいでしょう。

Minimum 1 簡単に自己紹介をさせてください．

プリーズ　レット　ミー　イントロデュース
マイセルフ　ブリーフリー

Please let me introduce myself briefly.

「私に～をさせてください」は "let me～" です．「自己紹介をする」は，"introduce myself" です．

Minimum 2 私があなたを担当します．

アイル　ビー　イン　チャージ　オヴ　ユア　ケア

I'll be in charge of your care.

「～を担当する，診る」という時は "take care of～" を使います．"be in charge of～" も同義です．

Minimum 3 私の専門は，脳卒中のリハビリテーションです．

マイ　スペシャルティ　イズ　ストローク
リハビリテーション

My specialty is stroke rehabilitation.

「専門」を表す語は "specialty" です．「脳卒中のリハビリテーション」は "rehabilitation for stroke patients" とも言います．

Step-up 6

1 はじめまして．
Nice to meet you.
▶ "How do you do ?" も同義ですが，どちらかというとイギリス英語っぽいです．

2 私の名前は，山本太郎です．
My name is Taro Yamamoto.

3 私は，リハビリテーション科医師です．
I'm a <u>rehabilitation physician</u>.
▶ 「リハビリテーション科医師」は "physiatrist" とも言います．
■ rehabilitation therapist＝リハビリテーション科療法士，
nurse＝看護師，pharmacist＝薬剤師

4 私は，脊髄損傷のリハビリテーションについて，多くの経験があります．
I have a lot of experience with <u>rehabilitation for spinal cord injury</u>.
▶ 「多くの」は "a lot of" もしくは "lots of" です．
■ orthopedic rehabilitation＝整形疾患のリハビリテーション，
cardiac rehabilitation＝心臓リハビリテーション

5 何かご質問がありますか？
Do you have any <u>questions</u> ?
■ requests＝ご要望

6 緊張しないでください．
It's okay, you don't have to be nervous.
▶ 「緊張する（している）」は "be nervous" です．"please relax" もほぼ同義です．

1-2 病院や施設の紹介

Introductions of the hospital and facility

・勤務する病院（hospital）や施設（facility）について，最初に簡単に説明してあげましょう．

Minimum 1

この病院には，リハビリテーション科に 50 床のベッドがあります．

ジス ホスピタル ハズ フィフティ ベッズ フォー ザ デパートメント オヴ リハビリテーション メディスン

This hospital has 50 beds for the Department of Rehabilitation Medicine.

「ベッドがある」は "have beds" です．

Minimum 2

面会可能時間は，午後 3 時から午後 7 時までです．

ザ ヴィジティング アワーズ アー フローム スリー ピーエム トゥ セブン ピーエム

The visiting hours are from 3 pm to 7 pm.

「面会時間」は "visiting hours" です．

Minimum 3

日曜日以外は，毎日リハビリテーションを行います．

ウィ プロヴァイド リハビリテーション デイリー，イクセプト フォー サンデイズ

We provide rehabilitation daily, except for Sundays.

「リハビリテーションを行う」は "provide rehabilitation" です．

Step-up 6

1 ここは，総合病院です．
This is a <u>general hospital</u>.
- rehabilitation hospital＝リハビリテーション病院，
  orthopedic clinic＝整形外科のクリニック

2 この病院では，20人の医師が働いています．
Twenty <u>doctors</u> are working in this hospital.
- certified rehabilitation physicians＝リハビリ専門医，
  nurses＝看護師，rehabilitation therapists＝リハビリ療法士

3 この病院の外来は，午前9時から午後4時まで開いています．
The outpatient clinic of this hospital is open <u>from 9 am to 4 pm</u>.
▶「外来」は "outpatient clinic" です．
- until noon＝正午まで，from 1 pm＝午後1時から

4 この病院には，内科とリハビリテーション科があります．
This hospital has a <u>Department of Internal Medicine</u> and a Department of Rehabilitation Medicine.
- Department of Surgery＝外科，
  Department of Orthopedics＝整形外科

5 この病棟は，完全看護制です．
The nurses at this ward take care of everything for the patients.
▶「すべての面倒をみる（完全看護する）」は "take care of everything" です．

6 リハビリテーション科訓練室は，3階にあります．
The training gym for rehabilitation is <u>on the 3rd floor</u>.
▶「リハビリテーション科訓練室」は "training gym" もしくは "training room" です．
- on this floor＝この階に，on the same floor＝同じ階に

1-3 理学療法士，作業療法士，言語聴覚士について説明する

Explanations of physical therapists, occupational therapists and speech therapists.

・理学療法士，作業療法士，言語聴覚士それぞれの役割について，簡単に説明できるようにしましょう．

Minimum 1
基本的な動作とは，寝返り，起き上がり，座位，立位などを意味します．

ベーシック ムーヴメンツ インクルード ローリング オーヴァー
シッティング アップ スタンディング アップ アンド ソー オン

Basic movements include rolling over, sitting up, standing up and so on.

「寝返り」は "roll over" または "turn over" です．

Minimum 2
作業療法士は食事，移乗移動，更衣，入浴などのセルフケアの訓練をします．

オキュペイショナル セラピスツ プロヴァイド トレーニング フォー
セルフケア アクティヴィティーズ

Occupational therapists provide training for self-care activities.

「訓練を行います（供給します）」は "provide～" です．一般の方には，"self-care" という語を使うとよいでしょう．

Minimum 3
言語聴覚士は，言葉，認知，飲み込みのリハビリテーションを担当します．

エスティーズ アー エキスパーツ イン リハビリテーション オヴ
コミュニケーション コグニション アンド スワローイング

STs are experts in rehabilitation of communication, cognition and swallowing.

「言語聴覚士」の正式名称は "speech-language-hearing therapist" です．

Step-up 6

1 理学療法（士）は PT と呼ばれます．
<u>Physical therapy (therapist)</u> is called PT.
- Occupational therapy＝OT 作業療法（士），
  Speech therapy＝ST 言語聴覚（士）

2 理学療法士は，基本的な動作と移動手段の獲得を担当します．
Physical therapists work for self-care, basic movements and ambulation.
▶ self-care：セルフケアという語は，リハビリテーションでは身の回りの動作（更衣，整容，排泄など）を表します．

3 作業療法士は，主に対象者の生活に関する支援をします．
Occupational therapists provide support for everyday activities including self-care.

4 作業療法では，手指の動き，道具の操作などを練習します．
Patients practice movements of hands and fingers, manipulating tools and so on in occupational therapy.

5 言語聴覚士は言語訓練だけでなく，代償的なコミュニケーション手段を提供します．
STs provide alternative means of communication as well as language therapy.
▶「A だけでなく B も」は "B as well as A" と言います．

6 言語聴覚士は嚥下訓練，食形態の調整，食べ方の工夫によって安全に食事がとれるよう支援します．
STs support secure eating by swallowing training, modifying food, and instructing eating manner.

1-4 再診時の挨拶

Greetings for return visit

・挨拶（greeting）をした後で，前回受診時以降の体調（condition）や症状（symptom）の変化を問います．

Minimum 1

今日の調子は，いかがですか？

ハウ アー ユー フィーリング トゥデイ
How are you feeling today ?

"How do you feel ?" も同義ですが，「今日の調子」より「いつもの調子」のニュアンスが強いです．

Minimum 2

お会いするのは，3ヵ月ぶりですね．

スリー マンツ ハヴ パスト シンス ウイ メット ラスト タイム
Three months have passed since we met last time.

「最後に会って以来，3ヵ月が経ちました」という意味です．

Minimum 3

前回の受診時よりも，状態が良いです．

ユア コンディション トゥデイ イズ ベター ザン ホエン ユー ヴィジテッド ヒア ラスト タイム
Your condition today is better than when you visited here last time.

「（比較して）〜より状態が良い」は "be better than〜" と表します．

Step-up 7

1 お久しぶりです．

Long time no see.

▶ "It's been a long time since we last met" とも言います．

2 前回の受診時以降，なにか変化はありましたか？

Has there been any <u>change</u> since we last met ?

■ problem＝問題，serious accident＝深刻なアクシデント

3 症状は，どう変化しましたか？

How have your <u>symptoms</u> changed ?

■ pain＝痛み，situations＝状況

4 薬は，正しく内服していますか？

Have you taken your drugs <u>regularly</u> ?

▶「正しく（定期的に，忘れずに）」は "regularly" です．

■ every day＝毎日

5 調子が良さそうですね．

You look fine.

▶ "You look well" も，同義です．

6 調子が悪そうですね．

You look <u>sick</u>.

▶ "You don't look so good" とも言います．

■ pale＝顔色が悪い

7 自宅で自主訓練を行っていますか？

Are you doing the self-exercise program at home ?

▶「自主訓練を行う」は "do the self-exercise program" です．

1-5 別れの挨拶

Greetings for ending the interview

- 次回の外来受診予定（schedule of the next visit）を確認したうえで，なんらかの気遣いの言葉をかけるとよいでしょう．

Minimum 1
次は，3月10日にお会いしましょう．

アイル シー ユー オン ザ テンス オヴ マーチ ネクスト タイム

I'll see you on the 10th of March next time.

「〜に会う」は "see〜" を用いるのが一般的です．

Minimum 2
なにか問題あれば，当院まで電話をください．

プリーズ コール ジス ホスピタル イフ ユー ハヴ エニー プロブレム

Please call this hospital if you have any problems.

「〜に電話をください」は "Please call〜" です．

Minimum 3
早く良くなるように祈っています．

アイ ホープ ユー ウィル リカヴァー スーン

I hope you will recover soon.

「良くなる」は "recover" です．

Step-up 7

1 今日のリハビリテーションは，これで終わりです．

That's all for <u>rehabilitation</u> today.

- examinations＝診察/検査

2 (リハビリテーションを) よく頑張りましたね．

You did a great job today.

3 次回の受診の予約をしてください．

Please make an appointment for your <u>next visit</u>.

▶「予約をする」は "make an appointment" です．
- next month＝来月の

4 自宅で，自主訓練をやってください．

Please try to do the self-exercise program at home.

▶「自宅で」は "at home" です．

5 薬を忘れずに飲んでください．

Please make sure to <u>take your medicine</u> regularly.

▶「忘れずに～する」は "make sure to～" です．
- drink plenty of water＝十分な水を飲む

6 奥様によろしくお伝えください．

Please give my best regards to your <u>wife</u>.

- husband＝夫，son＝息子，daughter＝娘

7 どうぞ，お気をつけて．

Please take care of yourself.

▶ 簡略に "Take care !" とも言います．

◆スタッフ間でかけあう言葉◆

スタッフ間で声をかけあうことで，職場の雰囲気が高揚することは間違いありません．米国における医療の現場でよく聞かれる「ムードを高めるための」「スタッフの気分を良くするための」フレーズをいくつかご紹介します．どうぞ積極的に声を出していきましょう．

1. How's everything?
    (調子はいかがですか？)
2. Are you doing OK?
    (大丈夫ですか？)
3. How is your work going?
    (お仕事は順調ですか？)
4. Take care.
    (気をつけて．)
5. Take it easy.
    (気楽にいきましょう．)
6. Enjoy your work, enjoy the life.
    (仕事を，そして人生を楽しんでください．)
7. I'll be in touch with you.
    (後ほどに連絡します．)

    > 「連絡を取り合いましょう」という意味で "Let's keep in touch" と言うこともあります．

8. Nice talking to you.
    (あなたとお話ができてよかったです．)

    > 「お会いできてよかったです」は "Good to see you" です．

9. See you later.
    (またあとでね．)

Section 2

患者様への問診

2-1 現病歴を聞く

Questions about the history of present illness

- 疾患が，いつ（when），どのように（how）発症したのかを確認します．現在の症状（current symptoms），前医での治療（management at the previous hospital）についての情報も重要です．

Minimum 1

脳卒中になったのは，いつですか？

ホエン ディド ユア ストローク オカー
When did your stroke occur ?

「〜になる（〜を発症する）」は，"occur" です．

Minimum 2

どのようにして，左足を骨折したのですか？

ハウ ディデュー フラクチャー ユア レフト レグ
How did you fracture your left leg ?

「（足，腕，手首など）骨折をする」は "fracture（a leg, an arm, a wrist, etc.)" です．

Minimum 3

症状は，悪くなってきていますか？

ハズ ユア シンプトン ビーン ゲッティング ワース
Has your symptom been getting worse ?

「悪くなる」という時には "get worse" を用います．「良くなる」という時には "get better" または "improve" を用います．

Step-up 6

1 どんな症状にお困りですか？
What kind of symptoms do you have ?

2 いつから，この症状がありますか？
When did this symptom start ?
▶「症状が始まる」は "symptom starts" です．
■ pain＝痛み，numbness＝しびれ（感覚がなくなる）

3 どんな時に，症状が強くなりますか？
In what situations does the symptom get worse ?

4 前医では手術を受けましたか？
Did you undergo surgery at the previous hospital ?
▶「前医」は "previous hospital" です．
■ intravenous infusion＝点滴治療，
catheter treatment＝カテーテル治療

5 前医では，どんなリハビリテーションを受けましたか？
What kind of rehabilitation did you have at the previous hospital ?
▶「どんなリハビリテーション」は "what kind of rehabilitation" です．
■ medical treatment＝内科的治療，surgery＝手術

6 他に，言っておきたいことはありますか？
Is there anything else you want to tell us ?
■ you are worried about＝気になる

2-2 既往歴を聞く

Questions about the past medical history

・過去に,いかなる疾患(illness)に罹患して,いかなる治療(treatment)を受けたかを確認します.喫煙(smoke)や飲酒(drink alcohol)などの嗜好についても問います.

Minimum 1
今までに大きな手術を受けたことは,ありますか?

ハヴ　ユー　エヴァー　ハッド　エニー　メジャー　サージャリー
Have you ever had any major surgery?

「手術を受ける」は "have surgery" もしくは "undergo surgery" です.

Minimum 2
なにか常用している薬剤は,ありますか?

アー　ユー　テイキング　エニー　メディスン　レギュラーリー
Are you taking any medicine regularly?

「薬剤を常用する(定期的に内服する)」は,"take medicine regularly" です.

Minimum 3
薬物アレルギーは,ありますか?

ドゥ　ユー　ハヴ　エニー　ドラッグ　アラジーズ
Do you have any drug allergies?

「アレルギーがある」は "have allergies" です.食物アレルギーは,"food allergy" です.

Step-up 7

1 今までは，ずっと健康で元気でしたか？

Have you been always healthy ?

---

2 今までに，なにか大きな病気をしたことはありますか？

Have you ever suffered from any <u>serious illness</u> ?

■ injuries＝外傷/けが，fractures＝骨折

---

3 今までに，長い入院をしたことはありますか？

Have you ever been hospitalized <u>for a long time</u> ?

■ for more than a month＝1ヵ月間以上

---

4 血圧は，高かったですか？

Has your <u>blood pressure</u> been abnormally high ?

▶「異常に高い」は "abnormally high" です．

■ blood glucose＝血糖，
blood cholesterol level＝血中コレステロールレベル

---

5 タバコを毎日吸いますか？

Do you smoke <u>every day</u> ?

■ sometimes＝時々

---

6 アルコールを，たくさん飲みますか？

Do you drink <u>a lot of</u> alcohol ?

■ just a little＝少しだけ

---

7 その他の合併症を持っていますか？

Do you have any other <u>complications</u> ?

■ general disease＝全身疾患，chronic disease＝慢性疾患

2-3 運動症状,感覚症状を聞く

Questions about motor function and sensation

・痛みやしびれの期間(how long), 身体の部位(location), 強さ(intensity), 質(what is the pain like?)を問います.

Minimum 1

痛い場所を指さしていただけますか？

クッデュー ポイント ユア フィンガー
アット ザ ロケーション オブ ペイン

Could you point your finger
at the location of pain ?

「～を指さす」は "point one's finger at～" です.

Minimum 2

(触れると) 痛いですか？

ダズ イット ハート (イフ アイ タッチ イット)

Does it hurt (if I touch it) ?

"hurt" は他動詞で直訳すると「～を傷つける」です.

Minimum 3

**痛みは局所的ですか？
それとも拡がりますか？**

イズ ザ ペイン ローカライズド オア
スプレッディング トゥ ア ディファレント リージョン

Is the pain localized or
spreading to a different region ?

「局所的」は "localized" であり, 「～に拡がる」は "spreading to～" です.

34

Step-up 7

1 身体のどこかが痛みますか？

Do you have any <u>pain</u>?

- numbness＝しびれ

2 どのような痛みですか？

What is the pain like ?

3 いつ痛みを感じますか？

When do you feel the pain ?

4 どれくらいの期間痛みを感じていますか？

How long have you been having the pain ?

▶「どれくらいの期間」は "how long" です．

5 どのような動きをした時に痛みを感じますか？

What kind of movement makes you hurt ?

▶「〜に痛みを感じさせる」は "make〜hurt" です．

6 痛みは強くなっていますか，変わりませんか，弱まってきていますか？

Is the pain getting better or worse ?

▶「よくなる/悪化する」は "get better/worse" です．

7 （VASを用いて）痛みの強さを指さしてください．

Could you point your finger at the intensity of your pain on this scale ?

▶「強さ（強度）」は "intensity" です．"VAS" は "Visual Analog Scale" の略字です．

2-4 ADL能力を聞く

Questions about activities of daily living (ADL)

・ADL の遂行状況や介助の必要性について確認しましょう．頻度や道具の使用に関する表現も覚えておくとよいでしょう．

Minimum 1 介助は必要ですか？

ドゥ ユー ニード ヘルプ オア アシスタンス
Do you need help or assistance?

文末に，"in ~ing" をつけると「~する時に」という意味になります．

Minimum 2 1日に何回トイレに行きますか？

ハウ オフン イン ア デイ ドゥ ユー
ゴー トゥ ザ レストルーム
How often in a day do you go to the restroom?

頻度を問う場合には，"How often~?" を使います．

in a week：1週間に，in a month：1カ月に

Minimum 3 道具は何を使用していますか？

ホワット カインド オヴ トゥールズ
ドゥ ユー ユーズ
What kind of tools do you use?

「どんな」「どんな種類の」と問う際には "What kind of~?" を使います．

self-help devices：自助具，walker：歩行器，cane：杖

Step-up 6

1 セルフケアとは,食事,トイレ動作,入浴,移動,整容,更衣などをいいます.

Self-care includes activities such as eating, toileting, bathing, mobility, grooming, oral care and dressing.

2 セルフケアの実施状況について質問します.

I will ask about how you perform self-care.

▶ 能力（ability）ではなく遂行状況を問うため,perform を使用します.

3 食事動作は自分で行っていますか？

Can you eat something by yourself ?

▶「自分で」は "by yourself" や "on your own" と言います.

4 食事の準備は誰が行っていますか？

Who prepares meals ?

5 食べるとき,簡単に腕を動かせますか？

Can you move your arm <u>easily</u> while you're eating ?

▶「簡単に」は "easily" です.

■ with some difficulty＝困難を伴って

6 食事について,困っていることはありますか？

Do you experience difficulty in eating ?

▶「〜する時に」は "in 〜ing" です.

2-5 言語症状と認知症状を聞く

Questions about speech, language and cognitive functions

・言語,構音,認知機能について,患者様本人(Do you〜?, Can you〜?)または家族(Does the patient〜?, Do you think the patient〜?)に質問しましょう.

Minimum 1

ことばが出にくいことがありますか?

ドゥ ユー ハヴ ディフィカルティー ファインディング ワーズ
Do you have difficulty finding words?

「〜しにくい,〜が難しい」は "have difficulty 〜ing" です.

Minimum 2

呂律が回りにくくないですか?

キャン ユー プロナウンス ワーズ クリアリー
Can you pronounce words clearly?

例文は「明瞭に発音できますか」という意味なので,返答が "Yes" なら問題なし,"No" なら問題ありです.

Minimum 3

忘れっぽくなりましたか?

ハヴ ユー ビカム フォーゲットフル
Have you become forgetful?

「〜になる」は<become+形容詞>です.

Step-up 7

1 会話を理解できますか？

Can you understand conversations ?

---

2 櫛の使い方を間違うことがありますか？

Do you make errors in using a <u>comb</u> ?

▶「誤る」は "make errors" です．

■ toothbrush＝歯ブラシ，razor＝カミソリ

---

3 見た物が何であるかわかりますか？

Can you recognize what you see ?

▶「認識する」は "recognize" です．視覚失認について尋ねる文です．

---

4 物事に集中できますか？

Can you concentrate on what you are doing ?

▶「あなたがしていること」は "what you are doing" と言います．

---

5 お金の計算はできますか？

Can you count money ?

---

6 患者様は左側にある物を見つけられますか？

Can the patient find objects on his/her left ?

▶「誰々の左側」は "on one's left" と言います．

---

7 患者様は性格が変わりましたか？

Do you think that the patient's personality has changed ?

2-6 嚥下症状を聞く

Questions about swallowing

- 食事中のムセ（coughing），体重（weight）や声質（quality of voice）の変化等について確認します．

Minimum 1 食事中にムセることがありますか？

ドゥ ユー コフ トゥ クリアー ユア スロート
デュアリング ミールズ

Do you cough to clear your throat during meals?

「むせる（咳き込む）」という場合には"cough"を使うことが多いですが，「窒息する，喉につまる」というニュアンスを出したい場合には，"choke"を使うとよいでしょう．

Minimum 2 食べるのが遅くなりましたか？

ダズ イット テイク モア タイム トゥ
イート ザン イット ユースト トゥ

Does it take more time to eat than it used to?

「it takes＋時間」は所要時間を尋ねるのに便利な表現です．

Minimum 3 声がかすれてきましたか？

ハズ ユア ヴォイス ビカム ホース

Has your voice become hoarse?

声質を表す代表的な表現を覚えましょう．「がらがら声（粗糙性）」は"rough"，「ゴロゴロ声（痰がからむ）」は"gurgling"，「湿性嗄声」は"wet"と言います．

Step-up 7

1 喉がゴロゴロすることがありますか？

Do you sometimes feel a gurgling in your throat ?

---

2 喉に食べ物が残りますか？

Does food <u>remain</u> in your throat ?

- get stuck＝つまる

---

3 硬い物が食べにくいですか？

Do you have trouble with swallowing tough foods ?

▶「〜に問題がある」は "have trouble with〜" です．

---

4 ものが飲み込みにくいと感じますか？

Do you feel that it takes extra effort to swallow ?

▶「〜という感じがする」は "Do you feel that〜" です．

---

5 鼻から食べ物が出ることがありますか？

Does <u>food</u> sometimes come out of your nose ?

- liquid＝液体

---

6 痩せてきましたか？

Have you been <u>losing weight</u> ?

- gaining weight＝太る

---

7 肺炎と診断されたことがありますか？

Have you ever been diagnosed with pneumonia ?

▶「〜と診断される」は "be diagnosed with〜" と言います．

2-7 生活環境/社会的背景を聞く

Questions about living environment and social background

・誰(who)とどんな環境(living environment)で生活しているのかを確認することは重要です.介護者(person who takes care of the patient)についての情報も得るようにしましょう.

Minimum 1

あなたを介護してくれるのは,誰ですか?

フー イズ テイキング ケア オヴ ユー
Who is taking care of you?

「〜を介護する(面倒をみる)」は "take care of〜" です.

Minimum 2

どんな施設で生活をしているのですか?

ホワット カインド オヴ ファシリティー
アー ユー カレントリー リヴィング イン
What kind of facility are you currently living in?

「施設」は "facility" です.

Minimum 3

保険には,入っていますか?

アー ユー カヴァード バイ エニー
インシュランス プロヴァイダー
Are you covered by any insurance provider?

「保険に入っている」は "be covered by an insurance provider" です.

Step-up 7

1 誰と暮らしていますか？

Who are you living with ?

---

2 ひとりで暮らしているのですか？

Are you living <u>alone</u> ?

- with your husband＝夫と，with your parents＝両親と

---

3 どんな仕事をしていますか？

What is your occupation ?

▶ "What do you do ?" も同義です．

---

4 ご自宅は，いわゆるバリアフリーですか？

Is your home so-called "barrier-free" ?

▶ 「バリアフリーである」は "barrier-free" です．

---

5 ご自宅には，段差がありますか？

Are there any <u>big steps</u> in your home ?

- stairs＝階段，narrow corridors＝狭い廊下

---

6 日本には住んでいますか？ それとも，一時的な来日中ですか？

Are you a resident in Japan or staying here only temporarily ?

▶ 「住民（住んでいる人）」は "resident" です．「一時的に」は "temporarily" です．

---

7 経済面での心配はありますか？

Are you worried about <u>your living expenses</u> ?

▶ 「～が心配である」は "be worried about～" です．

- the private family matters＝家族の問題，
  the problem at the workplace＝職場の問題

2-8 リハビリに対する要望を聞く

Questions about the patient's wishes regarding rehabilitation

- リハビリに対する要望（wish），今後の生活についての希望（hope）についても，聞くのがよいでしょう．復職（return to work）や復学（return to school）の予定も確認しましょう．

Minimum 1

どれくらいの期間，入院したいですか？

ハウ　ロング　ウッデュー　ライク　トゥ　ステイ
イン　ジス　ホスピタル

How long would you like to stay in this hospital ?

「どれくらいの期間」は "how long" です．「入院している」は "stay in the hospital" です．

Minimum 2

階段昇降ができるようになる必要がありますか？

ドゥ　ユー　ニード　トゥ　ビカム　エイブル　トゥ
クライム　アップ　アンド　ダウン　ステアーズ

Do you need to become able to climb up and down stairs ?

「～ができるようになる」は "become able to～" です．

Minimum 3

元の職場に戻りたいですか？

ウッデュー　ライク　トゥ　リターン　トゥ
ユア　プレヴィアス　ワークプレイス

Would you like to return to your previous workplace ?

「～に戻る」は "return to～" です．

Step-up 6

1 自宅へと退院したいですか？

Would you like to go back to <u>your own home</u> after being discharged?

▶「退院後に（退院したら）」は "after being discharged" です．
■ your previous facility＝元の施設

2 リハビリテーションを毎日行いたい（リハビリテーションを受けたい）ですか？

Do you want to receive rehabilitation <u>every day</u>?

■ every other day＝1日おきで

3 週に何回リハビリテーションを行いたいですか？

<u>How many times a week</u> do you want to receive rehabilitation?

▶「どれくらい頻回に」という意味で "how often" という語を使うこともあります．
■ How many times a month＝月に何回

4 職業訓練も行いたいですか？

Would you like to receive vocational rehabilitation?

▶「職業訓練」は "vocational rehabilitation" です．

5 いつから元の学校に復学するつもりですか？

When do you intend to go back to school?

6 介護保険サービスを使うことを，お勧めします．

We recommend that you use the services covered by long-term care insurance.

▶「介護保険」は "long-term care insurance" です．

◆人をほめる言葉◆

　たくさんのほめ言葉を知っておくと，それを使うことで患者様のモチベーションアップが期待できます．また，職場のスタッフ（後輩など）も，人からほめられることで悪い気がする人はいないでしょう．ここでは英会話のレッスンでもよく使われる「人をほめる」フレーズをご紹介します．

1. Well done!
   （よくできました．）

   > "Nice!", "Great!", "Brilliant!", "Excellent work!", "You did it!", "You've done a good job!", "I'm proud of you!" など，さまざまなバリエーションも使ってみましょう．

2. That's awesome.
   （素晴らしいです．）

3. You're on the right track.
   （順調に進んでいますよ．）

   > 〈right＝正しい〉,〈track＝線路，コース〉で，「正しい道のりを進んでいる」というニュアンスです．

4. You're making great progress.
   （すばらしい進歩です．）

5. That's not bad for the first time.
   （初めてにしては悪くないですよ．）

6. You have been doing great.
   （頑張っていますね．）

7. Keep up the good work.
   （その調子で頑張ってください．）

Section 3

運動機能と日常生活の評価

3-1 肩，肘の運動機能を診る

Evaluations of upper limb movements

・肩や肘など，上肢の運動機能を評価する際に用いる表現（lift up：もち上げる，bend：曲げる，extend：伸ばすなど）を覚え，患者様に適切な指示を出せるようになりましょう．

Minimum 1

両腕を上へ挙げてください．

リフト　ユア　アームズ　アップ

Lift your arms up.

上肢の挙上については，"raise up" より "lift up" を用います．

Minimum 2

右/左肘を曲げてください．

ベンデュア　ライト/レフト　エルボウ

Bend your right/left elbow.

「屈曲」は "flex" よりも "bend" を用いることが一般的です．

Minimum 3

右/左手をおなかの上に置いてください．

プッチュア　ライト/レフト　ハンド
オン　ユア　スタマック

Put your right/left hand on your stomach.

「～をおなかの上に置く」は "put～on one's stomach" です．

Step-up 7

1 腕を肩の高さまで挙げてください．

Lift your arms up to shoulder level.

▶「～まで」は "up to～" と言います．

---

2 そのまま両腕を外側へ広げてください．

Keep them there. Now, open your arms to the sides.

▶ **1** **2** で肩関節の水平外転の指示になります．「～し続ける，～の状態を保つ」は "keep～" です．

---

3 右/左肘を伸ばしてください．

Extend your right/left elbow.

▶「～を伸ばす」は "extend" と言います．「肘」は "elbow" です．

---

4 肘を曲げた状態で，手を外側へ開いてください．

Keeping your elbows bent, open your forearms to the sides.

▶「前腕」は "forearm" と言います．

---

5 両手を膝の上に置いてください．

Put your hands in your lap.

▶「膝」は "knee" ですが，一般的には "lap" がよく使われます．

---

6 逆の向きに動かしてください．

Now, move your arms in the opposite way.

▶「反対側の」は "opposite" と言います．

---

7 手のひらをまずは天井に，そして床に向けてください．

Turn your palms towards the ceiling, then towards the floor.

▶ 前腕の回内外の動作の指示です．

3-2 手および手指の運動機能を診る

Evaluations of hand and finger movements

- STEF(Simple Test for Evaluating Hand Function)を実施する際の表現と,手指の運動機能評価の表現を覚えましょう.

Minimum 1
ボールをこの枠の中に移動させてください.

ムーヴ オール ザ ボールス イントゥ ジス エリア
Move all the balls into this area.

「A を B の中に移動させる」は "move A into B" です.

Minimum 2
すべての布を裏返してください.

フリップ オール ピーシズ オヴ クロウス
Flip all pieces of cloth.

「~を上に向ける(ひっくり返す)」は "flip" です.

Minimum 3
指をできるだけ大きく開いてください.

スプレッド ユア フィンガーズ アウト アズ ワイド アズ ポッシブル
Spread your fingers out as wide as possible.

「開く,広げる」は "spread out" です。「できるだけ~」は "as ~ as possible" です.

Step-up 7

1 所要時間を測ります．
I will measure the time.

2 速く移動させてください．
Move them quickly.
- slowly＝ゆっくりと

3 落としたものも，すべて枠の中に入れてください．
If you drop an object, pick it up and put it into this area.
▶「落とす」は "drop"，「拾う」は "pick up" と言います．

4 ピンを穴にさしてください．
Insert the pins into the holes.
▶「A を B に入れる（差し込む）」は "insert A into B" です．

5 右/左手首を上下に動かしてください．
Bend your right/left wrist up and down.
▶「手首」は "wrist"，「上下に」は "up and down" です．

6 グーパーグーパーの動きをしてください．
Make a fist with your hand, then open. Repeat this movement.
▶「〜をぎゅっと握る」は "make a fist" です．「グー/チョキ/パー」は "rock/scissors/paper" と言います．

7 指を一本ずつ曲げてください．
Bend your fingers one at a time.
▶「1 つずつ」は "one at a time"，「〜を曲げる」は "bend〜" です．

3-3 Brunnstrom Recovery Stages を用いて運動麻痺を評価する

Evaluations of paralysis using the Brunnstrom Recovery Stages

・Brunnstrom Recovery Stages で麻痺（paralysis）の程度を評価するための指示（verbal cues）を覚えましょう．

Minimum 1

座った状態で足首を反らせてください．

ブリング　ユア　トゥーズ　アップ
イン　ザ　シッティング　ポジション

Bring your toes up in the sitting position.

「〜を持ち上げる」は "bring〜up" です．

Minimum 2

立った状態で脚を後ろに蹴ってください．

キック　ユア　レッグス　バックワード
イン　ザ　スタンディング　ポジション

Kick your legs backward in the standing position.

"kick" の代わりに "bring"，"extend" を用いても同じ意味になります．

Minimum 3

親指と小指をくっつけてください．

プット　ユア　サム　アンド
リトル　フィンガー　トゥゲザー

Put your thumb and little finger together.

「A と B をくっつける」は "put A and B together" です．

Step-up 7

1 右/左手を腰の後ろにまわしてください.
Bring your right/left hand behind your lower back.
▶「腰背部」は "lower back" です.

2 右/左肘を曲げて手のひらを表裏に返してください.
Bend your right/left elbow and turn your palm upside down.
▶「手掌面」は "palm", 「～を上下逆さまにする」は "upside down～" と言います.

3 右/左肘を伸ばしたまま腕を前に持ち上げてください.
Keeping your right/left elbow straight, lift it up to the front.
▶「～を前に持ち上げる」は "lift up to the front～" です.

4 右/左肘を伸ばしたまま手のひらを表裏に返してください.
Keeping your right/left elbow straight, turn your palm upside down.
▶「～をまっすぐに保つ」は "keep ～ straight" と言います.

5 (座った状態で) 膝を曲げてください.
Bend your knees (in a sitting position).

6 手を握ったりひらいたりしてください.
Squeeze your hand into a fist, then open it up. Repeat this movement.
▶「～を握る」は "squeeze～", 「～をひらく」は "open ～ up" と言います.

7 コップを握ってみてください.
Hold a cup in your hand.
▶「～を握る, ～を保つ」は "hold～" です.

3-4 歩行機能を診る

Evaluations of walking function

- 独歩 (independent gait) の可否，介助 (assistance) の有無，実用性 (practical ability) を評価しましょう．

Minimum 1

歩くのに介助は必要ですか？

ドゥ ユー ニード ヘルプ トゥ ウォーク
Do you need help to walk ?

「～するのに介助は必要です」は "need help to～" です．

Minimum 2

ここからむこうまで最速で歩いてみましょう．

トライ トゥ ウォーク アット マキシマム スピード フローム ヒア トゥ ゼア
Try to walk at maximum speed from here to there.

「～に挑戦してみましょう」は "try to～" です．

Minimum 3

階段昇降はできますか？

キャン ユー ゴー アップ アンド ダウン ステアーズ
Can you go up and down stairs ?

「階段を登り降りする」は "go up and down stairs" です．

Step-up 7

1 ご自宅内を一人で歩けますか？

Can you walk independently in your home ?

▶「自立して」は "independently" です.

2 どれくらい長く歩けますか？

How long can you walk ?

3 平行棒内を歩いてみましょう.

Try to walk between the parallel bars.

▶「平行棒」は "parallel bars" です.

4 歩行速度（距離）を計測します.

I will measure your walking speed/distance.

▶「歩行速度」は "walking speed",「歩行距離」は "walking distance" です.

5 手すりにつかまって階段を上がりましょう(降りましょう).

Try to go up/down stairs holding on to the handrail with your hand.

▶「手すり」は "handrail" です.

6 私が（あなたの）歩行を介助します.

I will help you walk.

▶「あなたが〜するのを介助（お手伝い）します」は〈help you 動詞〉です.

7 10 メートル歩くのに 10 秒かかりました.

It took 10 seconds to walk 10 meters.

▶「〜するのに〜かかります」は〈it takes 時間 to 動詞〉です.

3-5 反射，協調運動，バランス機能を診る

Evaluations of reflexes, coordination and equilibrium

- これらの検査を行う時に，わかりやすく説明/指示するための基本的な表現と単語を覚えましょう．

Minimum 1

片脚で立ってみてください．

スタンド　オン　ワン　レッグ　アンド　ホールド　ジス　ポジション
Stand on one leg and hold this position.

「この姿勢（位置）を保つ」は "hold this position" です．

Minimum 2

あなたの人差し指を出して，私の人差し指とご自分の鼻を行ったり来たりしてください．

プレイス　ユア　インデックス　フィンガー　オン　ユア　ノウズ
アンド　タッチ　マイ　インデックス　フィンガー
バック　アンド　フォース
Place your index finger on your nose and touch my index finger, back and forth.

「行ったり来たり」は，"back and forth" です．

Minimum 3

少しくすぐったいかもしれません．

イット　メイ　フィール　ア　リトル　ティックリッシュ
It may feel a little ticklish.

「くすぐったく感じる」は "feel ticklish" です．

Step-up 7

1 柔らかいハンマーで膝を軽くたたきます．

I am going to gently tap your knee with a soft hammer.

▶「軽くたたく」は "gently tap" と言います．

2 ペンで皮膚をこすります．

I will stroke your skin with a pen.

▶「ひっかく」は "stroke" です．

3 片方の踵で反対の膝を叩いてみてください．

Tap one knee with your other heel.

4 踵を反対側の脛の上に置いて，そこから足首まで滑らせて下さい．

Place one heel on the other kneecap and slide it down towards the ankle.

▶「膝蓋骨」は "patella" ですが，一般的には "kneecap" が使われます．

5 両手首を大きく，できるだけ速く回してください．

Turn your palms upside down as fast as possible.

▶「できるだけ速く」は "as fast as possible" と言います．

6 できるだけ片手を前方へ遠く伸ばしてください．

Reach forward with one hand as far as you can.

▶「片手を（前方・上方へ）伸ばす」は "Reach (forward/upward) with one hand" です．

7 私の合図で立ち上がり，3メートル先の目標を回って，もとの椅子に座って下さい．

Stand up on my cue, walk, then turn around at the target located 3m ahead and come back to this chair.

▶「合図」は "cue"，「目標」は "target" です．

3-6 筋力と関節可動域を診る

Evaluations of muscle strength and range of motion

- Manual Muscle Test（MMT：徒手筋力検査）や Range of Motion Test（関節可動域テスト）を行う際には，患者の協力が必要です．的確に動きを指示するようにしましょう．

Minimum 1

痛みや違和感があれば教えてください．

テル　ミー　イフ　ユー　フィール　ペイン　オア　ディスコンフォート

Tell me if you feel pain or discomfort.

「〜な場合は，言って（教えて）ください」は，"tell me if〜" です．

Minimum 2

この位置で保持してください．

キープ　イット　ゼア

Keep it there.

検者が力を与えても動かないように指示する場合は，"Don't let me move you." と言います．

Minimum 3

私の手を押してください．

プッシュ　アゲインスト　マイ　ハンド

Push against my hand.

「〜を押す」は "push against〜" です．

Step-up 7

1 上腕二頭筋の筋力を測定します.

I will measure muscle strength of <u>biceps brachii muscle</u>.

- quadriceps femoris muscle＝大腿四頭筋

2 肘関節がどれくらい動くか測定します.

I will measure the range of motion of the <u>elbow</u>.

- knee＝膝

3 力を抜いてリラックスしてください.

Relax.

4 右足を持ち上げてください.

Lift your <u>right</u> leg up.

- left arm＝左腕

5 頭を持ち上げてください.

Bring your head up.

6 両手を組んでください.

Join your hands together.

7 右膝を伸ばしてください.

Straighten your <u>right knee</u>.

- left elbow＝左肘

3-7 ADL能力を診る

Evaluations of activities of daily living (ADL)

- ADL評価を行う際に用いる表現です．トイレ，浴槽，着衣など生活に関する単語を覚えておくと有用です．バーセル指数やFIMの採点に用いることもできます．

Minimum 1 トイレの便座に座っていることができますか？

キャン ユー キープ シッティング オン ザ トイレット シート
Can you keep sitting on the toilet seat?

能力を尋ねる場合は，"Can you ～?"を使います．「～し続ける」は "keep ～ing" です．

Minimum 2 浴槽に入ることができますか？

キャン ユー ゲット イントゥ ザ バスタブ
バイ ユアセルフ
Can you get into the bathtub by yourself?

「浴槽に入る」は "get into the bathtub" です．

Minimum 3 服を脱ぐことができますか？

キャン ユー テイク ユア クロウジズ オフ
バイ ユアセルフ
Can you take your clothes off by yourself?

「～を脱ぐ」は "take ～ off" です．「～を着る」は "put ～ on" です．

Step-up 8

1 更衣動作をいつもと同じようにやってみてください．
Please show me how you get dressed <u>in the usual way</u>.
- in the same/different way＝同じ/異なる方法で

2 車椅子をベッドに近づけられますか？
Can you move the wheelchair to bring it close to the bed?

3 手を洗うことができますか？
Can you wash your <u>hands</u> by yourself?
- body＝身体，face＝顔，legs＝足，back＝背中

4 手すりを使いますか？
Do you need to use handrails?
▶「手すり」は "handrail" です．

5 排泄コントロールができますか？
Can you control your bladder and bowels?

6 片手でできますか？
Can you do it <u>with one hand</u>?
- with both hands＝両手で

7 箸で食べることができますか？
Can you eat with <u>chopsticks</u> by yourself?
- spoon＝スプーン，fork＝フォーク

8 浴室での動作を観察させてください．
I will observe and evaluate your performance of <u>movements in bathroom</u>.
- dressing＝更衣，eating＝食事，showering＝シャワー

3-8 IADL 能力を診る

Evaluations of instrumental activities of daily living (IADL)

- IADLの遂行状況には個別差があるため，"Do〜?"を用いて，できるか否かではなくしているか否かを確認します．

Minimum 1　公共交通機関を一人で利用しますか？

ドゥ　ユー　ユーズ　パブリック
トランスポーテイション　バイ　ユアセルフ

Do you use public transportation by yourself ?

「公共交通機関を利用する」は "use public transportation" です．

Minimum 2　毎日掃除をしますか？

ドゥ　ユー　クリーン　アップ　ユア　ルーム
エブリ　デイ

Do you clean up your room every day ?

「掃除をする」は "clean up" です．「毎日」は "every day" とも "daily" とも言います．

Minimum 3　薬をきちんと飲めますか？

ドゥ　ユー　テイク　ユア　メディスンズ
レギュラーリー　バイ　ユアセルフ

Do you take your medicines regularly by yourself ?

「薬を飲む」は（drink ではなく）"take" を使います．

Step-up 7

1 日用品の買い物は一人で行っていますか？
Do you go shopping for daily necessities by yourself ?
▶「買い物に行く」は "go shopping" です．

2 車を運転しますか？
Do you drive a car ?
■ ride a bicycle＝自転車に乗る

3 自分から電話をかけますか？
Do you make phone calls ?
■ send emails＝メールを送る

4 洗濯を行いますか？
Do you do the laundry ?
■ fold clothes＝服をたたむ，dry clothes＝服を乾かす

5 新聞を読んでいますか？
Do you read newspapers ?
■ books＝本，magazines＝雑誌

6 友人の家を１人で訪ねますか？
Do you visit your friends by yourself ?

7 食事の支度はどのようにしていますか？
How do you prepare meals ?
▶「食事を準備する」は "prepare meals" とも "fix meals" とも言います．

◆人を励ます言葉◆

　落ち込んでいる患者様，失敗をしてしまったスタッフに対しては，ひと言でも励ましの言葉をかけてあげるのがよいでしょう．米国人がよく用いる「人を励ます言葉」をここではご紹介します．どうぞ躊躇せずにやさしく声をかけてあげてください．

1. It was just a small mistake.
   （そんなことは，ただの小さな間違いですよ．）
2. That's not a big deal.
   （たいしたことではありませんよ．）
3. Nobody is perfect.
   （完璧な人はいませんよ（誰でも間違うことはありますよ）．）
4. It's not your fault.
   （あなたの責任じゃないですよ．）
   > 「責任，失敗」は "fault" です．
5. It's nothing serious.
   （それほど深刻な問題ではないですよ．）
6. You should forget about it.
   （そんなことは，忘れてしまいなさい．）
7. You have a bright future.
   （あなたの未来は明るいですよ（心配はありません）．）
8. Don't worry.
   （心配しないでください．）
9. We all have an unlucky day.
   （誰もが不運な日を経験します（うまく行かない日もあります）．）

Section 4

精神・認知・言語・嚥下機能の評価

4-1 意識,見当識,記憶を診る

Evaluations of consciousness, orientation and memory

・意識障害 (disorders of consciousness), 見当識障害 (disorientation), 記憶障害 (memory disorders) を評価するための表現を覚えましょう.

Minimum 1 あなたの生年月日を教えてください.

テル ミー ユア デイト オヴ バース
Tell me your date of birth.

「〜を教えて(言って)ください」は "tell me 〜" です.この文型で,名前 (name),年齢 (age) も尋ねることができます.

Minimum 2 私が言う3つの言葉を真似してください.

リピート アフター ミー ザ スリー ワーズ アイ ウィル セイ
Repeat after me the three words I will say.

「〜を繰り返す(真似して言う)」は "repeat〜" です.「私が(これから)言う3つの言葉」は "the three words I will say" です.

Minimum 3 今の日本の首相は誰ですか?

フー イズ ザ カレント ジャパニーズ
プライム ミニスター
Who is the current Japanese Prime Minister ?

「総理大臣」は "Prime Minister" です.「大統領」は "President" です.

Step-up 7

1 今いる所はどこですか？
Where are we now?

▶ 病院（hospital），自宅（home），介護施設（nursing facility）などの回答が予測されます．

2 今日は何年何月何日？　何曜日ですか？
What is the year? Month? Date? Day of the week?

3 学生時代の出来事を教えてください．
Tell some episodes from your school days.

■ childhood＝子供の頃，job＝仕事

4 この図形を覚えてください．
Memorize this figure.

▶「後で思い出してもらいます」と付け加える時は，"I will ask you to recall it later." と言います．

5 今見た図形を描いてください．
Draw the figure you just saw.

▶「たった今～した」と言いたい時は，動詞の過去形の前に "just" を加えます．

6 この人の顔は先ほど見ましたか？
Did you see this person earlier?

7 先ほど言った3つの言葉をもう一度言ってください．
Tell me the three words which I told you earlier.

■ five minutes ago＝5分前，yesterday＝昨日

4-2 注意機能と前頭葉機能を診る

Evaluations of attention and frontal lobe function

- 注意障害（attention deficits）と前頭葉症状（frontal lobe syndromes）を評価するための表現を覚えましょう.

Minimum 1

数字を1から順番に線で結んでください.

ドゥロー ア ライン フロム ワン トゥ
トゥエンティファイヴ イン オーダー

Draw a line from 1 to 25 in order.

「線を引く（線で結ぶ）」は, "draw a line" です.「順番に」は "in order" です.

Minimum 2

これから私がいくつか数字を言います. 同じ順で繰り返してください.

アイ ウィル セイ サム ナンバーズ
リピート ゼム イン ザ セイム オーダー

I will say some numbers.
Repeat them in the same order.

「同じ順で」が "in the same order" であるのに対して,「逆の順で」は "in the reverse order" です.

Minimum 3

なるべく速く終えてください.

トライ トゥ フィニッシュ ザ タスク
アズ クィックリー アズ ポッシブル

Try to finish the task as quickly as possible.

〈as＋形容詞/形容動詞＋as possible〉は「できる限り〜」を意味します.

Step-up 7

1 "T"の音が聞こえたら，机を叩いてください．
Tap on the desk every time you hear "T".

2 ペンを紙から離さないでください．
Keep the tip of the pen on the paper.
▶ 英文の直訳は「ペン先を紙につけたままにしてください」です．

3 "X"の文字をすべて消してください．
Draw a line through each "X".

4 100から7を順に引いてください．
Count backward from 100 by sevens.
▶ 英文の直訳は「100から7つおきに下がってください」です．

5 文字を声に出して読んでください．今度は，インクの色を言ってください．
Read the letters aloud. Now, tell me the color each letter is written in.
▶ 「声を出して」は "aloud" です．each letter 以下は，"the color" にかかる関係節文です．

6 「F」から始まる単語をできるだけたくさん挙げてください．
Tell me as many words as you can that begin with the sound "F".
▶ 「できるだけ多くの〜」は，"as many〜as you can" です．

7 バナナとみかんは，どこが似ていますか？
In what way are they alike, a banana and an orange?
▶ 質問文のあとに単語を2つ並べれば，さまざまなペアの類似を尋ねることができます．

4-3 言語機能を診るⅠ（理解）

Evaluations of language functions Ⅰ (Comprehension)

- 言語機能の理解面（directions）を評価するためには，質問（questions）をしたり，指示を与えたり，該当する絵や物品を指さし（pointing）してもらったりします．

Minimum 1

「猫」を指さしてください．

ポイント トゥ ザ キャット
Point to the "cat".

聴覚的理解でポインティングを指示する表現です．

Minimum 2

目を閉じてください．

クローズ ユア アイズ
Close your eyes.

理解能力を評価するための代表的な口頭命令です．「手を挙げてください（raise your hand）」もよく用いられます．

Minimum 3

硬貨をハンカチの上に置いてください．

プット ザ コイン オン トップ オヴ ザ ハンカチーフ
Put the coin on top of the handkerchief.

「コインを〜の上に置く」は "put the coin on top of 〜" です．

Step-up 7

1 万年筆をとってください．

Pick up the fountain pen.

2 短いお話を読みます．その後，そのお話について質問します．

I will read you a short story. Afterwards, I will ask you some questions about it.

3 「はい」か「いいえ」で答えてください．

Answer "Yes" or "No".

4 3つの単語を言います．順番に指さしてください．

I will say three words. Point to them in order.

5 最後まで聞いてから始めてください．

Don't start until you hear the last word.

▶ 英文の直訳は，「最後の単語を聞くまでは始めないでください」です．

6 2つの単語の意味は似ていますか，違いますか．

Tell me whether the meanings of the two words are similar or not.

▶ 類義語判断を求める指示文です．

7 書いてある指示に従ってください．

Follow the written instructions.

4-4 言語機能を診るⅡ（表出）

Evaluations of language functionsⅡ (Production)

- 言語機能の表出面を評価するためには，発話や書字の能力を診ることとなります．

Minimum 1
この絵の中で起きている出来事を すべてお話ししてください．

テル　ミー　エヴリシング　ザット　イズ　ハプニング
イン　ジス　ピクチュア

Tell me everything that is happening in this picture.

「起きていることすべて」は "everything that is happening" です．

Minimum 2
この人はどうしていますか？

ホワット　イズ　ジス　パーソン　ドゥーイング

What is this person doing?

「〜（人）は何をしていますか？」は，"What is 〜 doing？" です．

Minimum 3
これを文字で書いてください．

ライト　ダウン　ザ　ネイム　オヴ　ジ　オブジェクト

Write down the name of the object.

「〜を書く（書いて挙げる）」は，"wirte down〜" です．

Step-up 7

1 1から10まで数えてください．
Count from one to ten.

2 これは何ですか？
What is this ?
- that＝あれ

3 私の真似をして言ってください．
Repeat after me.
▶ 復唱を指示する文です．

4 動物の名前をできるだけたくさん挙げてください．
Name as many animals as you can.
▶「(言葉で) 挙げる」は "name" です．
- vegetables＝野菜，sports＝スポーツ

5 この単語を声に出して読んでください．
Read this word aloud.
- letter＝文字

6 お名前を書いてください．
Write your name.
- date of birth＝生年月日，address＝住所

7 私が言う文字を，書き取ってください．
Write down the letters I will say.
▶「書き取る」は "write down" です．
- words＝単語，sentences＝文

4-5 その他の認知機能を診るⅠ(行為・視覚認知)

Evaluations of other cognitive functions (Action and visual perception)

・失行(apraxia),視覚失認(visual agnosia)の評価では,さまざまな動作を行うように指示したり,絵や物品の視覚的な理解について質問したりします.

Minimum 1 はさみで紙を切ってください.

カット ア ピース オヴ ペイパー ウィズ ザ シザーズ
Cut a piece of paper with the scissors.

道具を使用する観念失行の検査では,「~を使って」という意味で "with" を使います.

Minimum 2 歯ブラシで歯を磨く真似をしてください.

プリテンド ユー アー ブラッシング ユア ティース
Pretend you are brushing your teeth.

観念運動失行の検査では,「~する真似をしてください」という意味で "pretend you are ~ing" を使います.「髪をとく真似をする」は "pretend you are combing your hair" です.

Minimum 3 これと同じ図形を選んでください.

チューズ ザ セイム フィギュア アズ ジス
Choose the same figure as this.

異同弁別を求める場合は,"Do these figures look the same ?"(「これら2つの図形は同じに見えますか?」)と尋ねます.

Step-up 7

1 さよならと手を振ってください．
Wave good-bye.

2 右手をグーの形にしてください．
Make a <u>fist</u> (like the "rock" from the "rock, paper, scissors" game) with your right hand.

> ▶ じゃんけんのことを「rock, paper, scissors game」と言います．グーの際は "fist" だけで伝わりますが，続けて「チョキ」や「パー」を指示したい時は，括弧内の説明を付け加えるとよりわかりやすいでしょう．
>
> ■ paper＝パー，scissors＝チョキ

3 舌打ちをしてください．
Click your tongue.

4 咳払いをしてください．
Clear your throat.

5 私のすることを真似してください．
Imitate what I will do.

6 最寄り駅から自宅までの道順を教えてください．
Tell me the way to your home from the closest station.

> ▶ 〈the＋形容詞の est 形〉は最上級を表し，「最も～」という意味です．

7 自宅の間取りを描いてください．
Draw the <u>floor plan of your home</u>.

■ layout of furniture in your room＝自室の家具の配置

4-6 その他の認知機能を診るⅡ（空間性注意など）

Evaluations of other cognitive functions (Spatial attention etc.)

- 半側空間無視（unilateral spatial neglect）の評価などに用いる表現を覚えましょう．

Minimum 1

この線のちょうど真ん中に印をつけてください．

ドゥロー ア ライン スルー ザ ミドル オヴ ジス ライン
Draw a line through the middle of this line.

直訳は，「線のちょうど真ん中を横切るように縦線を描く」という意味です．

Minimum 2

お手本の絵を真似して描いてください．

コピー ジス ドゥローイング
Copy this drawing.

模写の指示には，「真似る」という意味で "copy" を用います．

Minimum 3

これらの積み木を使って，この模様を作ってください．

ビルド ジス パターン ウィズ ジーズ カラード ブロックス
Build this pattern with these colored blocks.

コース立方体検査やWAIS（Wechsler Adult Intelligence Scale）の下位検査に必要な指示です．

Step-up 7

1 左手を挙げてください.
Raise your left hand.
▶「〜を挙げる」は，"raise 〜" です.

2 左手は動いていますか？
Is your left hand moving ?

3 時計の絵を描いてください.
Draw a <u>clock</u>.
▶「〜を描く」は "draw〜" です.
■ daisy＝デイジーの花，a cube-shaped block＝立方体

4 模様を完成させるのに一番よいものを選んでください.
Choose the best piece which completes the pattern.
▶ Raven 色彩マトリシス検査を想定した指示です.

5 これらのパーツを組み合わせて"何か"を作ってください.
Put these pieces together to create something.
▶ WAIS の下位検査を想定した指示です.

6 話が通じるようにこれらの絵を並び替えてください.
Arrange these picture cards to tell a coherent story.

7 この絵と関連の深い絵はどちらですか？
Which drawing is more related to this one ?
▶ Pyramid and Palm Tree のような，線画連合を想定した質問です.「〜に関連する」は "be related to〜" です.

4-7 精神機能を診る

Evaluations of mental function

・精神機能を診る場合には，抑うつ状態や意欲について評価をする必要があります．ここでは，よく知られた精神機能評価バッテリー（SDS，CAS）においても使うことができる表現を学んでください．

Minimum 1

何かしたいと思いますか？

ドゥ ユー フィール ライク ドゥイング サムシング
Do you feel like doing something ?

「〜したい気分である」は "feel like 〜ing" です．よく使う表現です．

Minimum 2

集中して何かをしますか？

キャン ユー コンセントレイト オン ドゥーイング サムシング
Can you concentrate on doing something ?

「〜に集中する」は "concentrate on 〜ing" です．

Minimum 3

何かをするのに余計に時間がかかりますか？

ドゥ ユー テイク モア タイム トゥ ドゥ サムシング ザン ビフォア
Do you take more time to do something than before ?

「〜をするのに時間がかかる」は "take time to do 〜" です．

Step-up 7

1 いろいろなことに興味がありますか？

Are you interested in various things ?

▶「〜に興味がある」は "be interested in〜" です．「さまざまな，いろいろな」は "various" です．

---

2 すぐに腹が立ちますか？

Do you get <u>angry</u> easily ?

▶「〜な状態になる」は "get 〜" と言います．

■ sad＝悲しい，nervous＝緊張して，uneasy＝不安な，confused＝困惑して，depressed＝意気消沈して

---

3 容易に物事を決められますか？

Can you make a decision easily ?

---

4 周りの人々とうまくつきあっていますか？

Can you get along with <u>people</u> ?

▶「〜と仲良くやる」は "get along with 〜" です．「人々」は "people" です．

■ your family＝家族，your friends＝友人

---

5 食欲はありますか？

Do you have a good appetite ?

---

6 よく眠れていますか？

Can you sleep well ?

---

7 疲れやすいですか？

Do you <u>often</u> feel tired ?

▶「よく，しばしば」は "often" です．

■ sometimes＝時々，always＝いつも

4-8 摂食嚥下機能を診る I (口腔運動機能)

Evaluations of swallowing function I (oral motor function)

・摂食嚥下機能を評価する時には，まずは口 (mouth)，唇 (lips)，頬 (cheeks)，舌 (tongue) の動きを観察します．その際によく使われる表現をまとめます．

Minimum 1

口をできるだけ大きく開けてください．

オープン ユア マウス アズ ワイド アズ ポッシブル
Open your mouth as wide as possible.

「できる限り〜」は〈as＋形容詞/形容動詞＋as possible〉と言います．

Minimum 2

唇を横に引いてください．

ドゥロー ザ コーナーズ オヴ ユア リップス バック
Draw the corners of your lips back.

和文では「横に引く」ですが，英文では "back" という単語を使います．

Minimum 3

強く咳をしてください．

コフ ハード
Cough hard.

"hard" は「一生懸命」という意味です．最大限の力で何かをするように指示する時には，この語を使いましょう．

Step-up 7

1 舌を前に出してください．
Stick your tongue.

2 舌先を左の口角につけてください．
Touch the left corner of your mouth with your tongue tip.

▶ 左右交互に運動してほしい時は，"alternately"（「交互に」）という単語を使って "Touch alternately the right and left corners of your mouth with your tongue tip" と言いましょう．

3 唇を前に突き出してください．
Pucker your lips.

4 頬を膨らませてください．
Puff out your cheeks.

5 できるだけ長く「あー」と言ってください．
Say "ah" for as long as possible.

▶ 検査者が開始の合図をする場合は，"Ready? Begin!" と言います．

6 できるだけ速く「パパパパパ…」と繰り返してください．
Say "papapa…" as quickly as possible.

7 ストローを吹いて泡をブクブクと出してください．
Make bubbles by blowing through the straw.

4-9 摂食嚥下機能を診る II（標準的な嚥下検査）

Evaluations of swallowing function II (Standard swallowing tests)

・反復唾液嚥下テスト，改訂水飲みテスト，嚥下造影検査，嚥下内視鏡検査の指示に必要な表現を覚えましょう．

Minimum 1

30秒間にできるだけ多く唾液を飲んでください．

スワロー ユア サライヴァ アズ メニー タイムズ アズ ポッシブル ウィズイン サーティー セカンズ

Swallow your saliva as many times as possible within 30 seconds.

制限時間を表す前置詞は"within"です．持続時間を表す"for"と区別して使用しましょう．

Minimum 2

私が合図をしたら，飲み込んでください．

スワロー イット ホエン アイ セイ ゴー

Swallow it when I say "go".

指示嚥下を求める命令文です．この説明をした後に，"go"と合図します．

Minimum 3

聴診器を喉に当てさせてください．

レット ミー プレイス ザ ステソスコウプ オン ユア ネック

Let me place the stethoscope on your neck.

許可を求める時には，〈let me＋動詞の原形〉とします（私に～させてください，という意味です）．

Step-up 7

1 水を口から出さないでください．
Hold the water in your mouth.

2 自分のペースで水を飲んでください．
Drink the water at your own pace.
▶「自分のペースで」は "at your own pace" です．

3 よく噛んでください．
Chew it well.

4 X線を使って飲み込みの検査をします．
We will evaluate how you swallow using X-rays.
▶「嚥下内視鏡検査」は，"video fluoroscopic examination of swallowing" です．

5 内視鏡を鼻腔から入れます．
An endoscope will be inserted through your nose.
▶「入れられる（挿入される）」は，"be inserted" です．「鼻腔から（鼻を通して）」は，"through the nose" です．

6 口の中の水を吐き出してください．
Spit the water out.
▶「〜を吐き出す」は "spit out 〜" です．

7 椅子の背もたれを倒します．
I am going to tilt the backrest of your chair.
▶ 座位から半座位に姿勢を変える時に使う表現です．

Section 4 Lesson 9

83

4-10 感覚障害を診る（表在感覚, 深部感覚）

Evaluations of sensory disturbances (Superficial and deep sensations)

- 体性感覚（Somatic sensation）を評価する際に用いる表現や道具の名称を理解しましょう．

Minimum 1

わるい側の感じ方は 0-10 の数字でいくつですか？

ハウ マッチ キャン ユー フィール フローム ズィロ トゥ テン オン ジ アフェクテッド サイド

How much can you feel from 0 to 10 on the affected side ?

両側を同時に検査する場合には，「同じくらい感じますか？」"Does it feel the same ?" という表現も覚えておくとよいでしょう．

Minimum 2

あなたの母趾は上または下どちらに動かされましたか？

フイッチ ディレクション ディド ユア ビッグ トゥ ムーヴ アップ オア ダウン

Which direction did your big toe move ? Up or down ?

運動覚検査において動かされた方向を聞く時には，"which direction〜" を用います．

Minimum 3

右/左と同じ位置に腕を動かしてください．

ブリング ユア ライト/レフト アーム トゥ ザ セイム ポジション アズ オン ジ アザー サイド

Bring your right/left arm to the same position as on the other side.

位置覚検査などで，手足を〜（場所）まで動かしてほしい時には，"bring your arm（leg）to〜" を使います．

Step-up 7

1 私が触れているのがわかりますか？

Can you feel my touch ?

---

2 目を閉じてください．

<u>Close</u> your eyes.

- open＝開ける

---

3 この物体に触れてみてください．何かわかりますか？

Touch this object. Can you figure out what this is ?

▶「～がわかる，解く」は "figure out～" です．

---

4 2点触れられているでしょうか，1点でしょうか？

Where do you feel the touch ? In two points or one point ?

▶ 二点識別覚（two-point discrimination）を評価する時に用いる表現です．

---

5 温かさを感じますか？

Can you feel <u>heat</u> ?

- cold＝冷たさ，pins and needles＝痺れてピリピリする感覚，sharp pain＝刺すような痛み，burning pain＝灼熱痛

---

6 音叉をあなたの骨にあてます．

I am going to put a tuning fork above your bone.

▶「音叉」は "tuning fork" です．

---

7 振動が止まったら教えてください．

Tell me when the vibration stops.

◆とっさのひと言◆

　医療の現場では，突然に予期せぬことが起こります．また，即座に患者様になにかを伝えたい（注意を促したい）場面にもよく遭遇します．そんな時にぜひ使ってほしい「とっさのひと言」フレーズをご紹介します．どうぞ焦ることなく落ち着いて，患者様に声をかけてあげてください．

1. Please calm down.
   （どうぞ落ち着いてください．）
   > 「落ち着く」は "calm down" です．

2. Please relax.　　（どうぞ安心してください．）

3. Call an ambulance.
   （救急車を呼んでください．）
   > 「救急車」は "ambulance" です．

4. Call doctors.　　（医師を呼んでください．）

5. You, bring an AED now.
   （そこのあなた，すぐに AED を持ってきてください．）
   > AED（automated external defibrillator）：自動体外式除細動器

6. Code blue.
   （コードブルー（緊急コール発令））
   > "code blue" は「緊急コール」を意味します．

7. Watch your step.　　（足元に気をつけてください．）

8. Your shoelace is untied.
   （靴紐がほどけています．）

9. Do you have everything?
   （忘れ物はないですか．）

10. It's unsafe.
    （それは安全ではありません（危険です）．）

Section 5

検査結果の説明と運動障害のリハビリテーション指導

5-1 運動症状を説明する

Explanations of motor symptoms

・麻痺 (paralysis) や筋力低下 (muscle weakness) についての説明は重要です．歩行能力 (ability to walk) についても説明するのがよいでしょう．

Minimum 1

右上肢の麻痺は，改善してきています．

ザ パラライシス イン ザ ライト アッパー リム ハズ ビーン インプルーヴィング

The paralysis in the right upper limb has been improving.

「上肢」は "upper limb" です．「改善する」は "improve" です．逆に「悪化する」は "deteriorate" です．

Minimum 2

歩行が不安定です．

ユア ウオーキング イズ アンステイブル

Your walking is unstable.

"You walk unstably" も同義です．

Minimum 3

バランス機能が，障害されています．

ユア バランス ファンクション イズ インペアード

Your balance function is impaired.

「バランス機能」は "balance function" です．「～が障害されている」は "be impaired" です．

Step-up 6

1 右上肢に，軽度の麻痺があります．

You have mild paralysis in the right upper limb.

▶「麻痺がある」は "have paralysis" です．「軽度」「中等度」「重度」は，それぞれ "mild" "moderate" "severe" です．

---

2 右肘には，拘縮があります．

You have a contracture <u>in the right elbow</u>.

▶「～に拘縮がある」は "You have a contracture in～" です．

■ in the right ankle joint＝右足関節に，
　in all fingers of the left hand＝左手のすべての指に

---

3 肘を曲げる筋肉の緊張が，異常に高いです．

The muscle tonus in the flexor muscles of the elbow is <u>abnormally increased</u>.

▶「筋緊張」は "muscle tonus" です．「屈筋群」は "flexor muscles" です．

■ abnormally decreased＝異常に低い，normal＝正常

---

4 右手指の動きが，障害されています．

The movements of the <u>right fingers</u> are impaired.

■ left leg＝左足，bilateral upper limbs＝両側上肢

---

5 ひとりで立つことは，できないと思います．

I don't think you can <u>stand up</u> on your own.

▶「ひとりで」は "on one's own" ですが "without any assistance" とも同義です．

■ walk＝歩く，
　move from the wheelchair to the bed＝車いすからベッドに移る

---

6 転倒の危険性が高いです．

You are at high risk of falling.

▶「～の危険性が高い」は "be at high risk of～" です．

Section 5 Lesson 1

5-2 画像所見を説明する

Explanations of the findings on imaging examinations

・画像（image）所見を説明する時は，患者様に実際の画像を見せるとよいでしょう．

Minimum 1

頭部CTでは，左被殻に出血病巣がみられます．

シーティー オヴ ザ ブレイン リヴィールス ア ヘモラージック リージョン イン ザ レフト プターメン

CT of the brain reveals a hemorrhagic lesion in the left putamen.

「（画像が）〜を示す」という時は "reveal" を使います．

Minimum 2

心臓エコー検査は，軽度の心機能低下を示唆します．

エコーカルディオグラフィー サジェスツ マイルド カルディアック ディスファンクション

Echocardiography suggests mild cardiac dysfunction.

「（検査が）〜を示唆する」という時は "suggest" を使います．

Minimum 3

胸部XPをみると，肺炎が悪化しています

エックスレイ オヴ ザ チェスト ショウズ デテリオレーション オヴ ニューモニア

X-ray of the chest shows deterioration of pneumonia.

「〜の悪化」は "deterioration of〜" です．

Step-up 6

1 股関節 XP では，大腿骨頸部骨折がみられます．

X-ray of the hip shows signs of femoral neck fracture.

▶「～の XP（～のレントゲン撮影）」という時は "X-ray of～"
としす．「～の徴候を示す」は "show signs of～" です．

2 頭部 CT 上では，脳出血病巣は小さくなってきています．

On CT of the brain, the hematoma in the brain has been decreasing in size.

■ increasing（enlarging）＝大きくなる

3 頭部 MRA では，右中大脳動脈の狭窄がみられます．

MRA of the brain shows stenosis of the right middle cerebral artery.

■ occlusion＝閉塞，atherosclerosis＝動脈硬化

4 頸椎 MRI の矢状断では，頸椎の並び（アライメント）が悪くなっています．

MRI of the sagittal section of the cervical spine shows malalignment of the cervical spine.

▶「アライメントが悪い状態」は "malalignment" です．「頸椎」は "cervical spine" です．

5 腰椎 XP では，古い腰椎圧迫骨折がみられます．

X-ray of the lumbar spine shows an old compression fracture of the lumbar spine.

▶「圧迫骨折」は "compression fracture" です．

■ new＝新たな

6 膝関節 XP では，重篤な異常はありません．

X-ray of the knee shows no serious problem.

▶「重篤な異常がない（みられない）」は "show no serious problem" です．

■ signs of fracture＝骨折の所見，
signs of osteoarthritis＝関節症の所見

5-3 採血所見を説明する

Explanations of blood test results

- 血液検査 (blood test) において,異常値 (abnormal findings) があれば,患者様に正確にかつわかりやすく伝えましょう.

Minimum 1

軽度の貧血が,あります.

ユー ハブ マイルド アネミア
You have mild anemia.

「貧血」は "anemia" です.「軽度」は "mild" であり,「重度」は "severe" です.

Minimum 2

CRP が異常高値です.

ザ シーアールピー イズ アブノーマリー ハイ
The CRP is abnormally high.

「異常高値」は "abnormally high" です.

Minimum 3

腎機能が,徐々に悪くなってきています.

ザ リーナル ファンクション ハズ ビーン
デテリオレイティング グラデュアリー
The renal function has been deteriorating gradually.

「悪くなる(悪化する)」は "(has been) deteriorating" です.「徐々に」は "gradually" で,逆に「急激に」は "suddenly" です.

Step-up 6

1 血液検査に，異常はみられません．

The blood test doesn't show any abnormal findings.

▶ "There is no abnormality in the blood test" とも言います．

2 炎症は，おさまっています．

The inflammation has disappeared.

3 血糖値が，高くなってきました．

Your <u>blood glucose level</u> has been increasing.

■ uric acid level＝尿酸値，CK level＝CK レベル

4 今月の血液データは，先月のものよりも良くなっています．

The results of this month's blood test are better than those of <u>last month</u>.

■ last week＝先週，last year＝昨年

5 ウイルス感染の徴候は，ありません．

There is no sign of <u>viral infection</u>.

▶「〜の徴候がない」は "There is no sign of〜" です．"No sign of viral infection was found" とも言います．

■ acute inflammation＝急性炎症，
malignant disorders＝悪性疾患

6 血液検査のうち，どの値が気になりますか？

Which data in the blood test are you most worried about？

▶「〜が気になる」は "be worried about〜" です．

5-4 リハビリの目標/予後を説明する

Explanations of rehabilitation goals and outcome

・リハビリテーションの目標（goal），予後（outcome），見通し（prognosis）についても説明するのがよいでしょう．

Minimum 1
再びひとりで歩くことが，目標です．

ユア　リハビリテーション　ゴール　イズ
トゥ　ウォーク　アゲイン　ウィズアウト　エニー　アシスタンス

Your rehabilitation goal is
to walk again without any assistance.

「〜が目標です」は "the goal is to〜" です．

Minimum 2
ADL が自立すれば，退院してもよいと思います．

アイ　シンク　ユー　キャン　リーヴ　ザ　ホスピタル　ホエン
ユー　ビカム　エイブル　トゥ　パフォーム　オール　エーディーエルズ

I think you can leave the hospital when
you become able to perform all ADLs.

「〜できるようになる」は "become able to〜" です．

Minimum 3
2ヵ月間以上は入院してリハビリテーションを受ける必要があるでしょう．

ユー　ニード　トゥ　ステイ　イン　ジス　ホスピタル
イン　オーダー　トゥ　レシーヴ　リハビリテーション　フォー
モア　ザン　トゥー　マンシス

You need to stay in this hospital
in order to receive rehabilitation for
more than 2 months.

「入院する（している）」は，"stay in the hospital" です．

Step-up 6

1 まずは，立ち上がりを練習しましょう．
First of all, let's practice <u>standing up</u>.

- ▶「～をしましょう」は "we need to～" もしくは "let's～" です．「～を練習する」は "practice～ing" です．
- ■ move into and out of the wheelchair＝車椅子への乗り移り，walk using handrails＝手すりを使って歩く

2 自宅退院を，目指しましょう．
Let's do our best so that you can go back home soon.

3 すぐに，杖がなくても歩けるようになると思います．
You will become able to walk <u>without a cane soon</u>.

- ■ without any assistance＝介助がなくても，without any walking aids＝歩行器がなくても

4 2ヵ月以内に，退院できると思います．
I think you can leave the hospital <u>within 2 months</u>.

- ■ within 3 weeks＝3週間以内に，5 days from now＝5日後に

5 残念ながら，再び歩くことは難しいと思います．
Unfortunately, I don't think the patient will become able to <u>walk again</u>.

- ■ work as before＝以前のごとく働く，live as before＝以前のごとく生活する

6 自宅退院は，できないと思います．
I don't think the patient can go back home after discharge.

5-5 リハビリの予定を説明する

Explanations of rehabilitation schedule

・どんなリハビリテーションを，どれくらいの頻度で，どれくらいの期間行う予定であるのか患者様に伝えましょう．

Minimum 1　理学療法が入院リハビリテーションの中心となります．

フィジカル　セラピー　ウィル　ビー　ザ　メインステイ　オヴ
インペイシェント　リハビリテーション

Physical therapy will be the mainstay of inpatient rehabilitation.

「入院リハビリテーション」は "inpatient rehabilitation" です．

Minimum 2　午前中に，40分間のリハビリテーションを行う予定です．

リハビリテーション　ウィル　ビー　プロヴァイデッド　フォー
フォーティー　ミニッツ　イン　ザ　モーニング

Rehabilitation will be provided for 40 minutes in the morning.

「リハビリテーションを行います(リハビリテーションが行われます)」は "Rehabilitation is provided" です．

Minimum 3　土曜日と日曜日もリハビリを行います．

ウィ　プロヴァイド　リハビリテーション　イーヴン
オン　サタデイズ　アンド　サンデイズ

We provide rehabilitation even on Saturdays and Sundays.

「リハを行います」は "we provide rehabilitation" とも言います．

Step-up 6

1 入院中には，理学療法と作業療法の両者を行います．
Both physical and occupational therapy will be provided during hospitalization.

▶「〜と〜の両者」は "both〜and〜" と言います．

---

2 理学療法は，訓練室で行います．
<u>Physical therapy</u> will be provided in the training gym.

■ gait training＝歩行訓練，aerobic training＝有酸素運動

---

3 1回の外来リハビリテーションは，40分間です．
One session of outpatient rehabilitation lasts <u>40 minutes</u>.

■ for at least 20 minutes＝少なくとも20分間以上

---

4 作業療法を13時から開始します．
Occupational therapy will start at 1 pm.

▶ "We will start occupational therapy at 1 pm" とも言います．

---

5 体調が悪い時は，リハビリテーションを行いません．
We will skip rehabilitation <u>when you feel sick</u>.

▶「リハを行わない」は "skip rehabilitation" です．「体調が悪い時」は "when you feel sick" です．

■ when you have a fever＝熱がある時，
when the pain is severe＝痛みがひどい時

---

6 3ヵ月間は外来リハに通うのがよいでしょう．
I recommend that you receive outpatient rehabilitation for 3 months.

▶「〜するのがよいでしょう」は "I recommend that you〜" です．

5-6 基本的な動作を指示する

Instructions for basic movements

・持ち上げる/降ろす（lift up/bring down），肘や膝を曲げる/伸ばす（bend/straighten）などの基本的な表現を使えるとよいでしょう．

Minimum 1 右/左脚を持ち上げてください．

リフト　ユア　ライト/レフト　レッグ　アップ
Lift your right/left leg up.

背臥位でのSLR（straight leg raise）エクササイズや，片脚立位などにおいて，下肢全体を重力に抗して持ち上げてほしいときの表現です．

Minimum 2 右/左肘を曲げてください．

ベンデュア　ライト/レフト　エルボウ
Bend your right/left elbow.

"Bend"を"straighten"に置き換えると，「肘（膝）を伸ばしてください」になります．

Minimum 3 お腹に力を入れてください．

タイトゥン　ユア　ストマック
Tighten your stomach.

"tighten"は「しめる，硬くする」です．腹筋を意識して収縮させる場合に用いる表現です．

Step-up 6

1 お尻を持ち上げてください．
Lift your buttocks up.

2 左足をゆっくりと引き上げてください．
Pull up your left leg slowly.
▶ "pull" には「引く」「引きつける」などの意味があり，さまざまなシチュエーションに応用できます．

3 両膝を立ててください．
Bend your knees up.
▶ 背臥位で膝を立てた姿勢は，引っかけるため先の曲がった鉤（かぎ）に似ていることから "hooklying" といいます．

4 ゆっくりと私に戻させてください．
Slowly, let me pull you back.
▶ 遠心性収縮を用いた筋力強化運動で用いる表現です．セラピストは，患者に力を保持させたまま他動的に関節を動かします．

5 私の手を押してください．
Push into my hand.
▶ 徒手抵抗運動で用いる表現です．セラピストの手を押してほしいときに使います．

6 体重を右に/左に移動してください．
Shift your weight to the right/left.
▶ 「体重を移動する」は "shift your weight" です．

5-7 起居動作を指示する

Instructions for mat activities

・患者に背臥位（on your back），側臥位（on your side），四つん這い位（on your hands and knees）など基本的な肢位をとらせるための指示ができるとよいでしょう．

Minimum 1

背筋を伸ばしてまっすぐ（座って）になって下さい．

カム アップ ナイス アンド トール
Come up nice and tall.

"come up nice"は「良い状態にする」という意味で，"tall"は「背筋を伸ばした」という意味なので，要は「背筋を伸ばして，姿勢良くする」という意味となります．

Minimum 2

右に寝返りをしてください．

ロール オーヴァー トゥ ザ ライト
Roll over to the right.

"roll over to〜（方向）"で「〜に寝返りする」という意味になります．

Minimum 3

四つん這いになってください．

カム ダウン オン ユア ハンズ アンド ニーズ
Come down on your hands and knees.

"come down"は「低い姿勢になる」という意味で，"hands and knees"は「両手両足をつく＝四つん這い」という意味です．

Step-up 6

1 仰向けになってください.

Lie（down）on your back.

▶ Lie「横になる」の後ろに "on your back"「背中の上に」がつくことで,「仰向けになる」となります.

■ on your stomach＝うつ伏せ.
on your right/left side＝横向き

2 起き上がって下さい.

Sit up.

3 背中を丸めて座ってください.

Slouch.（Round your back.）

▶「うつむく, 前かがみになる, 前かがみで歩く」は "slouch" です.

4 膝立ちになってください.

Come up/down on your knees.

▶ 四つん這い位や腹臥位から膝立ちになる場合には, "come up", 立位から膝立ちになって欲しい場合には, "come down" を用います.

5 右足を前に出して左手を台の上についてください.

Bring your right knee forward and put your left hand on the stool.

▶ 床の上で片膝立ちから立ち上がり動作へとつなげる表現です.

6 そのまま良い姿勢で座り続けてください.

Maintain a good sitting position.

5-8 移乗動作を指示する

Instructions for transferring

- 車椅子のブレーキをかける (put on the brakes), お尻を前にずらす (scoot forward), 立つ (stand up), 回転する (turn around) などの基本的な表現が使えるとよいでしょう.

Minimum 1　ゆっくりと左足をおろしてください.

ゲット　ユア　レフト　フット　オン　ザ　フロア　スローリー
Get your left foot on the floor slowly.

"get a foot on the floor" は「足を(床に)おろす」という意味です.

Minimum 2　お尻を前にずらしてください.

スクート　フォーワード
Scoot forward.

車椅子の座面上で前に移動するときに用いる表現です. "scoot" には,「ずらす」「つめる」という意味があり, ここでは車椅子上でのいざり動作を意味します.

Minimum 3　私の肩につかまってください.

ホールド　オン　トゥ　マイ　ショルダーズ　タイトリー
Hold on to my shoulders tightly.

"hold on to〜" で「〜につかまる」です.

Step-up 6

1 車椅子のブレーキをかけてください．
Put on the brakes.
> ▶ 車椅子からベッドへ安全に移乗するために必要なブレーキの操作に関する表現です．「ブレーキを解除してください」という場合には，"Release the brakes." を使います．

2 右に90度回転してください．
<u>Turn 90 degrees</u> to the right.
> ▶ 立ち上がって立位になった後に，身体を回転させる時に用いる表現です．

■ turn 180 degrees＝180度，turn around＝360度

3 車椅子からベッドへ移ります．
Move from the wheelchair to <u>the bed.</u>

■ (treatment) table＝治療台

4 1，2，3の合図で移ります．
Let's move on, one two three.
> ▶ 患者と介助者の動きのタイミングを合わせる時に用いる表現です．

5 安全のため，ズボンのウエストを持ちます．
I will hold your waist for your safety.
> ▶「つかむ」は "hold" です．

6 トランスファーボードをお尻の下に挿入します．
I will insert a transfer board under your buttocks.
> ▶「〜を挿入する」は "insert〜"，「臀部」は "buttocks" です．

Section 5 Lesson 8

5-9 立ち上がりを指示する

Instructions for sit-to-stand movement

・直立位になり (Sit up nice and tall), 体幹を前傾し (lean forward), 立ち上がる (stand up) という 3 つの基本的な表現が使えるようにしましょう.

Minimum 1

ゆっくり座って下さい.

スロウリー　シット　ダウン
Slowly, sit down.

安全に「ゆっくり」と座ってほしい状況を想定しているため, "slowly," を先に記しています.

Minimum 2

身体を前に倒してください.

リーン　フォーワード
Lean forward.

「傾ける」は "lean" ですので, 前方への重心移動を促す表現になります.

Minimum 3

立ってください.

スタンド　アップ
Stand up.

立ち上がりの指示は "stand up" がよく用いられますが, 椅子からの起立運動のことを英語では "sit to stand" と表記することがあります.

Step-up 7

1 私が合図をしてから立ってください.

Stand up when I give you the cue, not earlier.

▶ "not earlier" は「私が口頭指示を与えるよりも早くてはいけません」を意味します."cue" は「指示」を意味します.

2 まっすぐ前をみてください.

<u>Look forward</u>.

■ look up＝上を見てください，視線を上げてください

3 手すりをつかんでください.

Hold on to the handrail.

4 左右の足に均等に体重をかけてください.

Put your weight equally on each foot.

▶ さまざまな疾患において，患側下肢の使用を促す表現です．座位，立位，膝立ち位などで用います．「均等に」は "equally" です．

5 手すりを引っ張るのではなく，押してください.

Don't pull the handrail, but rather push.

▶ 手すりを引きすぎて立ち上がり時にバランスを崩すことを防ぐための指示です．"but rather～" は直訳すると「むしろ～」となりますが，この日本語訳では省略されています．

6 私が立ち上がるのを介助します.

I will help you stand up.

7 もう少し麻痺側の脚に体重を乗せましょう.

Put your weight on the affected leg a little bit more.

▶ 「もう少し，あとわずか」は "a little bit more" です．

5-10 歩行を指示する

Instructions for walking

・片方の足を前に出して (one foot forward), 体重をのせ (shift your weight), 他方の足をステップする (take a step) という段階的な指示ができると, 歩行練習に役立つでしょう.

Minimum 1

右/左足を一歩前に出してください.

ムーヴ　ユア　ライト/レフト　フット　フォーワード
Move your right/left foot forward.

平行棒内において, 歩行を段階的に練習する場合など, 左右いずれかの足を前に出す指示です.

Minimum 2

右/左足の上に体重をのせてください.

シフト　ユア　ウエイト　オントゥ　ザ　ライト/レフト　フット
Shift your weight onto the right/left foot.

荷重を促す表現です. "onto" は on と同様に「〜の上に」という意味ですが,「〜の上に」接触するまでのプロセスが含まれます.

Minimum 3

平行棒内で歩く練習をしましょう.

トライ　トゥ　ウオーク　ビトウィーン　ザ　パラレル　バーズ
Try to walk between the parallel bars.

「〜の練習をする」は "try to〜" です.

Step-up 6

1 脚を1歩前に振り出してください.

Take one step forward.

> ▶ もともとの意味は,「1歩前に進んでください」ですが,歩行を段階的に練習する場合などによく用いられます."Take one step back"とすれば,「1歩下がってください」となります.

2 階段を上り下りする練習をしましょう.

Try to <u>go up and down the stairs</u>.

- climb up the stairs＝階段を上がる,
  climb down the stairs＝階段を降りる

3 義肢を装着してください.

Put on the <u>prosthesis</u>.

> ▶ 「義肢」は"prosthesis"です.

- orthosis＝装具

4 サークル型歩行器を使いましょう.

Try to use <u>the wheeled walker.</u>

> ▶ 歩行訓練では,さまざまな歩行補助具が用いられますが,日本語と英語の名称が異なることが少なくありません.

- single point cane/walking stick＝T字杖,
  large/small quad point cane＝4点杖（大/小）,
  crutch/crutches＝松葉杖, forearm crutches＝ロフストランド杖,
  hemi walker＝サイドケイン,
  non-wheeled walker＝ピックアップ型歩行器

5 後ろ歩きの練習をしましょう.

Try to walk <u>backwards</u>.

- sideways＝横歩き

6 踵から足をついてください.

Get your heel first on the floor.

> ▶ 「最初に（ここでは副詞）」は"first",「踵」は"heel"です.

5-11 上肢運動を指示する

Instructions for upper limb movement

・手指の機能訓練に関連する表現を確認しましょう．Grip, pick up, put, move は手指の操作でよく用いる表現です．STEF を実施する際に使用する表現を確認しましょう．

Minimum 1 赤いペグをこの列にさしてください．

プット ザ レッド ペグス イントゥ ザ
ホールス イン ジス コラム

Put the red pegs into the holes in this column.

「〜をさす」は "put〜" です．「ピンをさす」とすれば STEF の評価にも応用できます．

Minimum 2 ハサミで紙を半分に切ってください．

カット ザ ペーパー イン ハーフ ウイズ ザ シザーズ

Cut the paper in half with the scissors.

「〜を半分に切る」は "cut〜in half" です．

Minimum 3 私に向ってボールを投げてください．

スロー ア ボール トゥ ミー

Throw a ball to me.

「〜を投げる」は "throw" です．

Step-up 7

1 この小さいボールを強く握ってください．

Grip the small ball strongly.

▶ "握る"は，grip, grasp で表現します．ぎゅっと握ってほしい場合は grip を用いるとよいでしょう．

■ bean bag＝お手玉，clay＝粘土，
hand grip（handrail）＝グリップ（手すり），
clipper＝クリッパー

2 ビーズをつまんで容器に入れてください．

Pick up the beads and put them into the case.

▶ "つまむ"という動作も頻出です．「つまむ」は "pick up"，「〜に入れる」は "put them into〜" です．

■ beans＝豆，pins＝ピン，coins＝コイン・硬貨

3 紐を結んでください．

Try to tie the laces.

▶ 靴紐（shoe laces）を結ぶ際にも用いられる表現です．

4 この図形をなぞってください．

Trace this figure.

■ character＝文字，line＝線

5 麻痺側の手で紙を固定してください．

Fix the paper in place with your affected hand.

6 この箱を両手で棚の上に置いてください．

Put this box on the shelf using both hands.

▶ 「両方の」は "both" です．

7 この文章をパソコンに打ち込んでください．

Try to type this sentence.

5-12 有酸素運動を指示する

Instructions for aerobic exercises

- 運動負荷試験（cardio pulmonary exercise test）では，自転車エルゴメーターやトレッドミルを用いた有酸素運動を行うことを説明し，リスク管理として息切れ（shortness of breath）を評価するとよいでしょう．

Minimum 1

トレッドミル上での歩行練習を30分間実施します．

ウォーク オン ザ トレッドミル フォー サーティー ミニッツ

Walk on the treadmill for 30 minutes.

リハビリテーションでは，心肺運動負荷試験や有酸素運動の処方で歩行練習が用いられます．

Minimum 2

息が苦しくなったら教えてください．

テル ミー ホエン ユー スタート
ハヴィング ショートネス オヴ ブレス

Tell me when you start having shortness of breath.

リスク管理の一貫として患者の症状を聞く場合には，"Tell me when～"（～になったら教えてください）を使います．

Minimum 3

楽～ややきついと感じる程度の運動を続けましょう．

トライ トゥー キープ ドゥーイング
イージー オア モデレート エクササイジズ

Try to keep doing easy or moderate exercises.

運動処方において強度を伝える時に用いる表現です．

Step-up 6

1 運動負荷試験を実施します．

We will try the cardio pulmonary exercise test.

▶「運動負荷試験」は "cardio pulmonary exercise test (CPX)" です．

2 サイクリングマシンでの運動を 20 分間実施しましょう．

Try to exercise on the cycling ergometer for 20 minutes.

▶「サイクリングマシン」は "cycling ergometer" です．

3 有酸素運動は，十分に呼吸して酸素を取り込みながら継続して行う全身運動です．

The aerobic exercise is a continuous exercise which involves breathing slightly harder to get enough oxygen (O_2).

▶「有酸素運動」は "aerobic exercise" です．「継続的な」は "continuous" です．

4 全身をゆっくりと動かしながら 10 分以上の運動をすることをおすすめします．

I recommend an exercise with slow muscle contractions for more than 10 minutes.

▶「推奨する」は "recommend"，「筋肉の収縮」は "muscle contraction" です．

5 有酸素運動を続けると，脂肪を燃焼させる効果があります．

By continuing the aerobic exercise, you can burn body fat.

▶「燃やす」は "burn"，「脂肪」は "fat" です．

6 ご自分で 10 秒間計測して 6 倍した値が脈拍数です．

Count your pulse for 10 seconds, then multiply it by 6 to obtain the pulse rate per minute.

▶「〜倍する」は "multiply it by〜" です，「毎分」は "per minute" です．

5-13 ADL 訓練を指示する

Instructions for ADL training

・特に回復期リハビリテーション病棟で重要となる，食事，整容，更衣などの ADL 訓練に使用する表現を覚えましょう．

Minimum 1　片手でボタンをとめる練習をします．

プラクティス　ボタニング　アップ　ユア　シャトゥ
ウィズ　ワン　ハンド

Practice buttoning up your shirt with one hand.

「〜を練習する」は "practice〜ing" です．

Minimum 2　歯を磨いてください．

ブラッシュ　ユア　ティース

Brush your teeth.

「歯を磨く」と言う際には，「歯」は "teeth" と複数形にします．

Minimum 3　麻痺側の腕を袖に通してください．

プット　ユア　アフェクテッド
アーム　イントゥ　ザ　スリーヴ

Put your affected arm into the sleeve.

「〜を袖の中に入れる」は "push〜in the sleeve" です．

Step-up 6

1 箸を使う練習をします．

Practice using <u>chopsticks</u>.

▶ 道具を使用する練習は "practice using～" と表現します．

■ fork＝フォーク，knife＝ナイフ，spoon＝スプーン

---

2 ブラシの持ち方が間違っています．

You are holding the <u>brush</u> in the wrong way.

▶ 道具の使用に関する表現であり，失行症の評価においてもよく使われます．

■ toothbrush＝歯ブラシ，comb＝櫛

---

3 壁にもたれてズボンを上げてください．

Lean against the <u>wall</u> and pull your pants up.

▶「壁」は "wall" です．

■ sink＝シンク，table＝テーブル

---

4 左手で水をすくってください．

Scoop up water with your left hand.

---

5 タオルで体を拭いてください．

Wipe your body with the towel.

▶「タオルで～を拭く」は "wipe～with the towel" です．

---

6 髪の毛をといてください．

Comb your hair.

▶ "comb" は「(くしで) とく」という意味の動詞です．

5-14 IADL訓練を指示する

Instructions for IADL training

・調理などのIADL訓練,外出訓練の際に用いられる表現をいくつか覚えましょう.

Minimum 1

調理訓練をしましょう.

トライ　クッキング
Try cooking.

調理訓練等,初めてリハビリで実施する際などに try（試す）という表現が使用できます.

Minimum 2

段差に気を付けてください.

ウォッチ　ユア　ステップ
Watch your step.

「気をつける（気をつけて〜を見る）」は,"watch" を用いて表現します.

Minimum 3

杖を置き忘れていますよ.

ユー　ハヴ　レフト　ユア　ケイン　ビハインド
You have left your cane behind.

「忘れ物をする（なにかを置き忘れる）」は,"leave" を使います.

Step-up 6

1 滑り止めマットを敷いてください．

Place a non-slip mat.

▶「滑り止めマット」は "non-slip mat" です．

2 これは片手動作用のピーラーです．

This <u>peeler</u> is for use with one hand.

■ chopping board＝まな板，nail clippers＝爪切り

3 お湯を沸かしながら野菜を切ります．

<u>Chop the vegetables</u> while the water is boiling.

▶「～しながら」は "while" です．

■ wash the dishes＝皿を洗う，
clean up the trash＝ゴミを片付ける

4 （訓練として）近くの銀行に行きます．

Go to the nearby <u>bank</u>（for practice）．

▶「この近く」は "nearby" です．

■ supermarket＝スーパー，post office＝郵便局，
city office＝市役所，convenience store＝コンビニ

5 目的地までの道順を説明してください．

Explain to me the route to the destination.

6 スタッフに聞いてみましょう．

Let's ask the staff there.

5-15 自主トレについてアドバイスする

Advice about motor self-training

・自主トレ（self-training）を指導する際に，どんな運動を何回繰り返すのか（repetitions），どれくらいの時間行うのか説明できるようにしましょう．

Minimum 1

椅子に座って，片膝を伸ばしましょう．

テイク ア シート ゼン
ストレイトゥン ユア ライト/レフト ニー

Take a seat, then straighten your right/left knee.

手足を伸ばす運動には"straighten"が使われます．

Minimum 2

つま先立ちを10回繰り返しましょう．

トライ トゥ ドゥ カーフ レイズ テン レプス

Try to do calf raises, 10 reps.

回数を伝えるときには"repetition"の略語である"reps"を用います．

Minimum 3

無理をしすぎないでください．

ドント プッシュ ユアセルフ トゥー ハード

Don't push yourself too hard.

重要な慣用句なので，このまま覚えましょう．

Step-up 6

1 これを 10 回 1 セット，1 日 3 回実施できますか？

Can you do it 10 reps during a session, 3 times per day ?

▶ セット数を表現する場合には，"session" を用います．「1 日あたり」は "per day" です．

---

2 仰向けに寝て膝を立てた姿勢で，お尻を持ち上げます．

Lift your buttocks up in the hooklying position.

▶ 「臀部」は "buttocks" です．「仰向けで膝を立てた姿勢」は "hook lying position" です．

---

3 仰向けに寝て，片脚をまっすぐに持ち上げます．

Lying on your back, straighten your knee, and lift one leg up.

▶ 「～を持ち上げる」は "lift～up" です．

---

4 ももの後ろ側をストレッチします．

I will stretch your hamstrings.

▶ "stretch" という語には「～をストレッチする（～を伸ばす）」という意味があります．

---

5 痛みが増悪したら，運動を中止してください．

When the pain gets worse, stop the exercise and take a break.

■ shortness of breath＝息切れ，palpitations＝動悸

---

6 深呼吸をしましょう．

Take a deep breath.

5-16 生活についてアドバイスする

Advice for home life

・住宅改修や自助具,装具など,在宅生活に関連するアドバイスについて確認しましょう.

Minimum 1

スプリントの着脱方法を説明します.

アイ ウィル デモンストレイト ハウ トゥ アタッチ アンド テイク オフ ザ スプリント

I will demonstrate how to attach and take off the splint.

「〜する方法を説明する」は "demonstrate how to〜" です.

Minimum 2

壁に手すりを設置することを勧めます.

ユー ハッド ベター セット アップ ハンドレイルス オン ザ ウォール

You had better set up handrails on the wall.

"had better〜" は「〜するほうが良い」という意味で,人に何かを勧める際に用いることができる表現です.

Minimum 3

床に物を置かないでください.

ドント プット エニシング オン ザ フロアー

Don't put anything on the floor.

「何かを置く」は "put something" ですが,疑問文と否定文では anything を用います.

Step-up 6

1 環境を評価するため，家を訪問してもよいですか．

Can I visit your house to assess your environment?

▶ 許可を得る場合，"Can I～?" を用いることができます．
"Could I～?" とするとより丁寧になります．

2 スプリントを腕にはめてください．

Attach the splint on your arm.

▶ 「スプリント」は "splint" です．

■ supporter＝サポーター，orthosis＝装具

3 スプリントを装着し変形を予防します．

The splint is attached to prevent deformation.

▶ 「防ぐ」は "prevent" です．

4 車椅子用にスロープを設置することを勧めます．

You had better set a slope for the wheelchair.

▶ 「車椅子」は "wheelchair" です．

5 棚に手をついて体重を支えて歩きます．

Put one hand on the shelf to support your body while walking.

6 電動ベッドの使用を勧めます．

You had better use an electric adjustable bed.

▶ 「電動ベッド」は "electric adjustable bed" です．

◆困っている外国人患者様を見かけたら…◆

　日本の病院を訪れる外国人患者様にとっては，受診する科や会計の場所を探すのも簡単ではないかもしれません．受診の手続きも母国のそれとは異なっている可能性もあります．よって，院内で困っている外国人患者様を見かけたら，声をかけてみてあげてください．それだけでも喜ばれると思います．

1. May I help you?
　　（どうかされましたか？）

2. Is everything OK?
　　（大丈夫ですか？）
　　> "Are you alright?" と聞くこともあります．

3. Do you need any help?
　　（お手伝いしましょうか？）

4. Are you looking for something?
　　（何かお探しですか？）

5. Where do you want to go?
　　（どこへ行きたいのですか？）
　　> 「何がしたいのですか」は "What do you want to do?" です．

6. The information desk is over there.
　　（受付はあちらです．）
　　> 「受付」は "information desk" です．

7. You had better ask at the information desk.
　　（受付で聞いてみてください．）

Section 6

認知・言語・嚥下障害の説明とリハビリテーション指導

6-1 認知機能/精神症状を説明する

Explanations of cognitive and mental symptoms

- 脳神経疾患の患者様では，意識レベル(consciousness level)，認知機能（cognitive function），精神状態（mental status）についても適切に評価を行い，その結果を説明します．

Minimum 1

うつ状態にあります．

ザ　ペイシェント　イズ　デプレッスド
The patient is depressed.

「うつ状態にある」は"be depressed"です．「うつ状態」は"depression"です．

Minimum 2

物事を，すぐに忘れてしまいます．

ザ　ペイシェント　イージリー　フォーゲッツ　シングス
The patient easily forgets things.

「～をすぐに（簡単に）忘れる」は"easily forget～"です．

Minimum 3

感情のコントロールが，できなくなっています．

ザ　ペイシェント　ハズ　ロスト　ジ　アビリティ
トゥ　コントロール　ヒズ/ハー　エモーションズ
The patient has lost the ability to control his/her emotions.

「～ができなくなっている」は"has/have lost the ability to～"です．

Step-up 6

1 まだ意識が、混濁しています．

The patient's consciousness is still <u>clouded</u>.

▶「意識」は "awareness" とも "consciousness" とも言います．

■ clear＝清明である（覚醒している）

2 記憶障害があります．

The patient has <u>disturbances of memory</u>.

■ disturbances of attention＝注意障害，
behavioral disturbances＝行動障害

3 集中力を持続することができません．

The patient cannot maintain his/her concentration.

▶「集中力」は "concentration" です．

4 左側に注意が向きません（左半側空間無視があります）．

The patient has left hemispatial neglect.

▶「半側空間無視」は "hemispatial neglect" です．

5 時間に関して、見当識障害があります．

The patient is disoriented to <u>time</u>.

▶「～について見当識障害がある」は "be disoriented to～" です．

■ place＝場所，person＝人

6 認知機能検査では、明らかな異常はありませんでした．

The <u>cognitive examination</u> didn't show any obvious abnormality.

▶「明らかな異常」は "obvious abnormality" です．

■ memory examination＝記憶検査

6-2 言語症状を説明する

Explanations of language symptoms

- 言語機能（language functions）には，発語（speech），聴覚的理解（auditory comprehension），呼称（naming），復唱（repetition）などがあります．

Minimum 1

流暢に話すことができません．

ザ ペイシェント キャンノット スピーク フルーエントリー

The patient cannot speak fluently.

「～を流暢に話す」は "speak ～ fluently" です．

Minimum 2

聴覚的理解が，軽度に障害されています．

オーディトリー コンプリヘンション イズ マイルドリー インペアード

Auditory comprehension is mildly impaired.

「聴覚理解」は "auditory comprehension" です．

Minimum 3

言葉でのコミュニケーションが，困難です．

ザ ペイシェント ハズ ディフィカルティ コミュニケーティング バーバリー

The patient has difficulty communicating verbally.

「～が困難である」は "have difficulty ～ing" です．「コミュニケーションをする」は "communicate" です．

Step-up 6

1 言語機能に問題はありません．

The language functions are not impaired.

- ▶ "not impaired" は「障害がない」という意味で，"normal" と同義です．

---

2 言語中枢の障害によって，このような症状がみられています．

The damage in the <u>language center</u> causes this kind of symptom.

- ▶「〜が〜を起こす」という意味で "cause" を使います．
- ■ left frontal lobe＝左前頭葉，cerebral cortex＝大脳皮質

---

3 発語に，多大な努力を要します．

The patient needs to use a lot of energy to <u>speak</u>.

- ▶「多大な努力」は "a lot of energy" です．
- ■ vocalize＝声を出す，respond to a question＝質問に答える

---

4 ゆっくりと話してあげれば，理解できるようです．

The patient can understand what we say if we speak <u>slowly</u>.

- ▶「（私たちが）〜してあげれば」は "if we〜" です．
- ■ repeatedly＝繰り返して，in simple phrases＝簡単な言葉で

---

5 言いたいことが言えません．

The patient cannot say <u>what he/she wants to say</u>.

- ▶「言いたいこと」は "what he/she wants to say" です．
- ■ what he/she thinks in his/her mind＝思っていること

---

6 軽度の構音障害が，あります．

The patient has <u>mild</u> dysarthria.

- ▶「構音障害」は "dysarthria" です．
- ■ severe＝重度の

6-3 嚥下障害を説明する

Explanations of dysphagic symptoms

・嚥下障害（dysphagia）がみられる場合には，現状の説明のみならず，食事内容についての工夫（management of meals）などその対応方法についても説明します．

Minimum 1　食事中に，むせることが多いです．

ザ　ペイシェント　オーフン　コフス　デュアリング　ミールズ
The patient often coughs during meals.

「むせる」は "cough" です．

Minimum 2　VE という精密検査が必要です．

ウイ　ニード　トゥ　キャリー　アウト
ア　ディテイルド　イグザミネイション　コールド　ヴイイー
**We need to carry out
a detailed examination called VE.**

「嚥下内視鏡」は "VE"（Video Endoscopy）と称されます．「精密検査」は "detailed examination" です．

Minimum 3　しばらくの間，経口摂取は避けたほうがよいでしょう．

ユー　シュドゥント　インジェスト　エニシング
バイ　マウス　フォー　ア　ホワイル
**You shouldn't ingest anything
by mouth for a while.**

「～を経口摂取する（食べる）」は "ingest～by mouth" です．

Step-up 7

1 嚥下機能が重度に障害されています．

The swallowing function is <u>severely</u> impaired.

▶「嚥下機能」は "the swallowing function" です．

■ mildly＝軽度に，a little＝少しだけ

2 嚥下能力に問題はないので，何を食べてもよいです．

Since your swallowing function is normal, you can <u>eat</u> anything.

■ drink＝飲む

3 トロミ食であれば，むせません．

You won't cough if you eat <u>thickened meals</u>.

▶「トロミ食」は "thickened meals" です．

■ chopped meals＝きざみ食

4 食事は，きざんだほうがよいでしょう．

The food that is prepared for you should <u>be chopped</u>.

▶「（食物を）きざむ」は "chop" です．

■ be thickened＝トロミがつけられる

5 VE では，咽頭に貯留物がみられます．

VE found some residual substances in the throat.

6 VF では，明らかな気管への誤嚥が認められます．

VF showed <u>obvious</u> aspiration into the trachea.

▶「誤嚥」は "aspiration" です．

■ slight＝わずかな

7 誤嚥性肺炎の危険性が高いです．

You are <u>at high risk of</u> aspiration pneumonia.

▶「誤嚥性肺炎」は "aspiration pneumonia" です．

■ at low risk of＝危険性が低い

6-4 認知リハビリテーションを指示するⅠ（課題）

Directions in cognitive rehabilitation Ⅰ （Common tasks）

・間違い探し（spot-the-difference-games），ジグソーパズル（jigsaw puzzles），迷路（mezes）など，実施頻度の高い認知課題について説明します．

Minimum 1 　左端までよく見てください．

ペイ　クロース　アテンション　トゥ　ザ　レフト　エンド
Pay close attention to the left end.

「～をよく見る（～に注意を払う）」は，"pay close attention to～"です．

Minimum 2 　2つの絵の違いを見つけてください．

ファインド　ザ　ディファレンシズ　ビィトウィーン　ザ　トゥ　ピクチャーズ
Find the differences between the two pictures.

「～の違いを見つける」は "find the differences between～" です．

Minimum 3 　遠慮なく質問してください．

フィール　フリー　トゥ　アスク　クエスチョンズ
Feel free to ask questions.

「遠慮なく～する（～してください）」は "feel free to～" です．

Step-up 7

1 暗算をしてください．

Do a <u>sum</u> in your head.

▶ 暗算は「頭の中で計算する」という表現を使用します．

■ subtraction＝減算，multiplication＝乗算，division＝除算

2 ジグソーパズルをしましょう．

Let's work on a <u>jigsaw puzzle</u>.

■ crossword puzzle＝クロスワードパズル，sudoku＝数独

3 規則に従って塗り絵に色を<u>塗って</u>ください．

Color the drawing according to the rules.

4 迷路を解いてください．

Find your way out of this maze.

▶ 直訳は「迷路から抜け出す道を見つけてください」です．

5 この絵と合う単語を選んでください．

Match the picture with the right word.

▶ "match A with B" は，「A に合う B を見つける」「A と B を結びつける」といった意味です．

6 ニュースを聞きながらメモをとってください．

Take notes while listening to <u>the news</u>.

▶「〜している間，〜しながら」は "while〜ing" です．

■ a short story＝短い物語

7 記事を要約してください．

<u>Summarize</u> the article.

▶「要約する」は "summarize" です．

■ memorize＝暗記する（記銘），recall＝思い出す（再生）

6-5 認知リハビリテーションを指示するⅡ（自主トレなど）

Directions in cognitive rehabilitation Ⅱ (Home exercises etc.)

・日課（routine），代償手段（compensatory aids），環境調整（environmental adjustments）について，適切な助言を行うことも大切です．

Minimum 1　プリントを明日までに実施してください．

ドゥ　ザ　ワークシーツ　バイ　トゥモロウ
Do the worksheets by tomorrow.

「～までに」と時間的な期限を表すには＜by＋時を表す名詞＞とします．

Minimum 2　注意点を書いて掲示しましょう．

レッツ　ライト　ウォーニングズ　アンド　ポスト　ゼム
Let's write warnings and post them.

「～を提示する（貼って示す）」は，"post"です．

Minimum 3　一人では外出しないでください．

ドーント　ゴー　アウト　バイ　ユアセルフ
Don't go out by yourself.

"don't"は強い表現ですが"you should not～"または"it's better to avoid ～ing"とすると柔らかい表現となります．

Step-up 7

1 静かな場所で課題に取り組みましょう．
Work on these tasks in a quiet place.

---

2 スケジュールを手帳に記入しましょう．
<u>Write</u> a schedule in your diary.
- check＝確認する

---

3 アラームを使いましょう．
Use an <u>alarm timer</u>.
- voice recorder＝ボイスレコーダー，medication calendar＝お薬カレンダー

---

4 自室に目印をつけましょう．
Put a visible mark on your <u>door</u>.
- ▶「目にみえる，見てわかる」は "visible" です．
- drawer＝引き出し，route＝道順

---

5 障害物は片づけましょう．
Clear away any obstacles.

---

6 規則正しく生活しましょう．
Keep a regular routine.

---

7 何かする時は計画を立てましょう．
Plan ahead when you do something.
- ▶「事前に計画する，準備する」は "plan ahead" と言います．

6-6 言語リハビリテーションについて説明・指示するⅠ（課題）

Directions in language rehabilitation Ⅰ（Common tasks）

・言語課題（language tasks）を行う際に使う表現は，言語機能評価を用いるものと同じことが多いですが，ここではSection4で紹介しなかった表現をみていきます．

Minimum 1

文中に当てはまる言葉を入れてください．

フィル イン ザ ミッシング ワーズ イン ザ センテンス
Fill in the missing words in the sentence.

「～を埋める」は "fill in～" です．「空欄を埋める」という意味で "fill in the blanks" とも言います．

Minimum 2

正しいか誤っているか教えてください．

テル ミー トゥルー オア フォールス
Tell me,"true" or "false".

文法的に完全な文は "Tell me whether it is true or false" ですが，このような簡潔な表現でも十分に伝わります．

Minimum 3

ヒントを出します．

レット ミー ギヴ ユー ア ヒント
Let me give you a hint.

「私に～をさせてください（私が～をします）」は，"let me～" です．

Step-up 8

1 よく聴いてください．
Listen carefully.

2 口元に注目してください．
Pay attention to my mouth.

3 私と一緒に言ってください．
Say it with me.

4 定義に合う単語を選んでください．
Match each <u>word</u> with the definition.
- picture＝絵・写真，object＝物品

5 この単語の意味を説明してください．
Explain the meaning of this word.

6 これらの単語を使って文を作ってください．
Make a sentence with these words.

7 これらの文字を並びかえて単語を作ってください．
Arrange these letters to spell "～".

8 仲間はずれをひとつ選んでください．
Choose the odd one out.
▶ カテゴリ分類をしたい場合は "Sort these pictures into some categories." と指示します．

6-7 言語リハビリテーションについて説明・指示するⅡ（アドバイスなど）

Directions in language rehabilitation Ⅱ（Advice for communication etc.）

・自主トレーニングにもなるように，宿題（home exercises）を与えるのもよいでしょう．家族への助言も重要です．

Minimum 1　ジェスチャーを使ってみましょう．

トライ　トゥ　ユーズ　ジェスチャーズ
Try to use gestures.

「試しに〜してみる」は "try to〜" です．この場合，単純な命令形よりも励ましのニュアンスが入ります．

Minimum 2　グループ訓練に参加しませんか？

ホワイ　ドンチュー　ジョイン　ザ　グループ　セラピー
Why don't you join the group therapy?

柔らかい勧誘を示す「〜しませんか？」は "why don't you〜？" です．

Minimum 3　短い文で話してください．

ユーズ　ショーター　センテンシズ
Use shorter sentences.

"shorter" は "short" の比較形で，「より短い」の意味です．

Step-up 8

1 宿題として，このプリントを行ってきてください．

Do these <u>worksheets</u> as homework.

- workbook＝ドリル

2 新聞を読んでみましょう．

Try to <u>read a newspaper</u>.

- listen to the radio＝ラジオを聴く，
  watch television＝テレビを見る

3 辞書を使っても良いです．

You can use a dictionary.

4 （書かれた）文字を指さしてみましょう．

Try to point to the letter.

5 静かな場所で話しましょう．

Let's have a conversation in a quiet place.

6 言いたいことを推測してください．

Try to guess what the patient wants to say.

7 句ごとに間を入れながら話してください．

Put a pause in between phrases.

▶ "in between ～s" は「～の間に」です．

8 患者様が話し終わるのを待ってください．

Wait until the patient finishes speaking.

6-8 発声発語リハビリテーション

Directions in voice and speech rehabilitation

- 構音障害（dysarthria/speech disorders）と発声障害（voice disorders）の訓練指示を出せるようになりましょう．

Minimum 1
もっと大きな声で話してください．

スピーク　ラウダー
Speak louder.

"louder" は "loud" の比較級です．

Minimum 2
この文を一定のテンポで言ってください．

セイ　ジス　センテンス　アット　アン　イーヴン　テンポ
Say this sentence at an even tempo.

「メトロノームに合わせて」は "with the metronome" を，「タッピングに合わせて」は "in rhythm with my tapping" を付け加えます．

Minimum 3
ため息交じりに言ってください．

セイ　イット　イン　ア　ブレシー　ヴォイス
Say it in a breathy voice.

直訳にあたる英文がないため，＜breathy voice＝気息声＞を使って説明した後に，お手本を示すと良いでしょう．

Step-up 8

1 深呼吸をしてください.
Take a deep breath.

2 もう少し高い声で話してください.
Speak in a <u>higher</u> tone.
▶ 声の高さには "tone" という単語を使います.
■ lower＝より低い

3 もっとゆっくり話してください.
Speak more <u>slowly</u>.
▶ "a tongue twitter"（「早口言葉」）という表現も便利です.
■ fast＝早く

4 口を大きく開けて話してください.
Speak with your mouth wide-open.

5 /p/と/b/の違いに気をつけてください.
Pay attention to the difference between /p/ and /b/.

6 自分の発音をよく聞いてください.
Listen to <u>your pronunciation</u> carefully.
■ my voice＝私の声

7 壁を押しながら「えいっ！」と言ってください.
Push the wall and say "Eye!".

8 紙に息を吹きかけてください.
Blow on the piece of paper.

6-9 嚥下リハビリテーション I

Directions in swallowing rehabilitation I (Swallowing methods etc.)

- 息こらえ嚥下 (supraglottic swallow), 前舌保持嚥下 (Tongue-Hold Swallow), シャキア訓練 (Shaker exercise) 等の訓練法について説明できるようになりましょう.

Minimum 1
大きく息を吸って,止めて,息を吐き出してください.

ブリーズ イン ホールド イット ゼン ブリーズ アウト
Breathe in, hold it, then breathe out.

「息を吸う」は "breath in",「息を吐く」は "breathe out" です.

Minimum 2
スライスゼリーを丸飲みしてください.

スワロウ ザ スライスド ジェリー ウィザウト チューイング
Swallow the sliced jelly without chewing.

「丸飲み」は〈without chewing＝咀嚼せずに〉と意訳します.

Minimum 3
頭の後ろに枕を当てます.

アイ ウィル プット ア ピロウ ビハインド ユア ヘッド
I will put a pillow behind your head.

後頭部に枕をあてる時, 座位であれば "behind"（〜の後ろに）, 仰臥位であれば "underneath"（〜の下に）を用います.

Step-up 7

1 頭を上げてつま先を見るようにしてください.
Bring your head up and look at your toes.

2 舌を前に出したまま飲み込んでください.
Hold your tongue between the teeth, and swallow.
▶ 英文は,「上下の歯の間に舌を保持したまま飲み込む」という意味です.

3 顎を引いてください.
Tuck your chin.

4 首を右に回してください.
Turn your head to the <u>right</u>.
■ left=左

5 ベッドを 30°にギャッジアップします.
I will raise the head of your bed at a 30-degree angle.
▶ "raise your bed" は「ベッド全体の高さを上げる」という意味になってしまうため,the head of your bed=ベッドの頭側と言うのがよいでしょう.

6 ガムを噛んでください.
Chew the <u>chewing gum</u>.
■ beef jerky=ビーフジャーキー,dried cuttlefish=するめ

7 冷たい棒で喉を触ります.
I will touch your throat with a cold stick.

6-10 嚥下リハビリテーション II

Directions in swallowing rehabilitation II (Food modification etc.)

・食形態の調整（food modification）や口腔ケア（oral care）について，アドバイスできるようになりましょう．

Minimum 1 飲み物にはトロミをつけてください．

シックン ザ リキッズ ユー ドリンク

Thicken the liquids you drink.

「トロミをつける」は "thicken" です．よって，「トロミがついた（形容詞）」は，"thickened" となります．

Minimum 2 食後20分は座位を保ってください．

キープ シッティング フォー トゥエンティ ミニッツ アフター ミールズ

Keep sitting for twenty minutes after meals.

「～を保つ（～をし続ける）」は "keep ～ing" です．

Minimum 3 口腔ケアを1日3回してください．

プラクティス オーラル ケア スリー タイムズ ア デイ

Practice oral care three times a day.

「習慣的に行う」は "practice" です．＜数字＋times＞で，回数（頻度）を示します．

Step-up 8

1 食材を柔らかく煮てください．

Boil food <u>until it becomes tender</u>.

- for 30 minutes＝30 分間

2 食材を 5 ミリメートル角に刻んでください．

Cut food into 5 millimeter pieces.

3 野菜をピューレ状にしてください．

Puree the vegetables.

▶「ピューレ状にする（煮て裏ごしする）」は，"puree" です．

4 おかずに餡をかけてください．

Dress food with a thick sauce.

5 粘着性のある物は食べないでください．

Do not eat <u>sticky</u> food.

- crumbly＝ポロポロ・パサパサした

6 ゼリーと食べ物を交互にとってください．

Eat food and jelly alternately.

7 義歯を調整してください．

Have your denture repaired.

▶「〜を直す」は "have 〜 repaired" です．

8 静かな環境で食事をしてください．

Have a meal in a quiet place.

◆リハビリテーションの現場で用いられるさまざまな機器や道具◆

　リハビリテーションの現場では，いろいろな機器や道具が用いられますが，それらの名前を英語で正しく呼べることは重要です．患者様に誤解なく機器や道具を指し示すことができるように，まずは以下の単語（特によく使われそうなものを選びました）を覚えてみてください．

1) 理学療法でよく用いられるもの

- single point cane：T字杖
- quad-point cane：四点杖
- crutch（es）：松葉杖
- forearm crutch（es）：ロフストランド杖
- walker：ピックアップ型（交互型）歩行器
- wheeled walker：サークル型歩行器
- hemi-walker：サイドケイン

2) 作業療法でよく用いられるもの

- universal cuff：万能カフ
- nail clippers：爪切り
- kitchen knife：包丁
- one-handed cutting board：片手用まな板
- quoits：輪投げ
- pinch gauge：ピンチ力計

3) 言語聴覚療法でよく用いられるもの

- thickener：とろみ剤
- tongue depressor：舌圧子
- denture：義歯（入れ歯）
- hearing aid：補聴器
- toothbrush：歯ブラシ
- sucking tube：吸引チューブ

Section 7

患者様との雑談

7-1 気候や天候について話す

Conversation about weather and climate.

- 今日の天気を伝える表現（It is〜）や暑い（hot）/寒い（cold），摂氏〜度（degrees Celsius）が言えるとよいでしょう．

Minimum 1
今日はとても天気がよいですね．

イッツ ナイス ウェザー トゥデイ
It's nice weather today.

現在の天気は，"It's〜"で表します．

Minimum 2
今日の午後は，雨が降るでしょう．

イット ウィル ビー レイニング イン ジ アフタヌーン
It will be raining in the afternoon.

これから先の天気の見通しは，"It will be〜"で表します．

Minimum 3
今日の最高気温は 8 度です．

トゥデイズ マキシマム テンペラチュア ウィル ビー エイト ディグリース セルシウス
Today's maximum temperature will be 8 degrees Celsius.

日本では，気温を表す際には，摂氏＝degrees Celsius を用いるのが一般的です．「最低気温」は"minimum temperature"です．

Step-up 6

1 日本には四季があります．
There are four seasons in Japan.
▶「季節」は "season" です．

2 今日はとても暑い．
It's very <u>hot</u> today.
■ cold＝寒い，humid＝じめじめする，windy＝風が強い

3 夏は 35 度まで気温が上がります．
The temperature rises up to 35 degrees Celsius in summer.
▶「上がる」は "rise"，「～まで」は "up to ～" です．

4 日本では春が最も観光に適した季節です．
Spring is the best season to enjoy <u>sightseeing</u> in Japan.
▶「観光」は "sightseeing" です．
■ camping＝キャンプ，skiing＝スキー

5 日本の雨季（梅雨）は湿度が高く，不快です．
Higher humidity in the rainy season makes it uncomfortable for us in Japan.
▶「湿度」は "humidity" です．「不快」は "uncomfortable" と言います．

6 北日本は夏に涼しいですが，冬はとても寒く雪が降ります．
In the north part of Japan, it's dry and cool in summer, but it's very cold and it snows a lot in winter.
▶「北日本」は "north part of Japan" です．

7-2 季節の行事について話す

Conversation about seasonal events

- 日本には，さまざまな各季節特有の行事があります．これらについて，簡単に説明できるようにしましょう．

Minimum 1 　あなたの国に季節はありますか？

ドゥ　ユー　ハヴ　シーズンズ
イン　ユア　ホーム　カントリー

Do you have seasons in your home country ?

「季節がある」は "have seasons" です．"There is", "There are" で表現することも可能です．

Minimum 2 　日本ではサクラが一番人気の花です．

サクラ　イズ　ザ　モスト　ポピュラー　フラワー
イン　ジャパン

***Sakura* is the most popular flower in Japan.**

「人気がある」は "popular" です．

Minimum 3 　日本には正式な国花はありません．

ゼア　イズ　ノー　オフィシャル　ナショナル
フラワー　イン　ジャパン

There is no official national flower in Japan.

「国花」は "national flower" です．「国の」「国家の」は "national" を用います．

Step-up 7

1 "花見"を知っていますか？
Do you know "*hanami*"?

2 日本では年末年始は仕事が休みです．
We don't have to work at the end of the year and for the first days of the New Year.

3 今の時期は小学校は夏休みです．
It is summer vacation for <u>elementary school</u> students.
▶ 天気や季節に関連した話は世間話・雑談のトピックとしてよく使用されます．
■ kindergarten＝幼稚園，junior high school＝中学校，high school＝高校，university＝大学

4 日本では年始に初もうでをします．
We visit <u>shrines</u> at the start of a new year in Japan.
▶ 「神社」は "shrine" です．
■ temple＝寺

5 新年の抱負（決意）を立てます．
We make New Year resolutions <u>at the beginning of</u> the year.
▶ 「～の始めに」は "at the beginning of～" です．
■ at the end of～＝～の終わりに

6 日本ではクリスマスと新年を祝います．
We celebrate Christmas and New Year in Japan.

7 日本には春夏秋冬4つの季節があります．
There are four seasons in Japan, spring, summer, autumn and winter.

7-3 私的な出来事について話す（最近に経験したことなど）

Conversation about personal experiences

・雑談で用いるような私的な出来事に関する表現です．Didや〜edを用いた過去に関する表現を確認しましょう．

Minimum 1
最近外出をしましたか？

ハヴ ユー ゴーン アウト リーセントリー

Have you gone out recently ?

「外出をする」は "go out" です．

Minimum 2
最後に自分の国に帰ったのはいつですか？

ホエン ディド ユー ゴー バック
トゥ ユア カントリー ラスト

When did you go back to your country last ?

「自分の国に帰る」は "go back to one's country" です．「最後に」は "last" です．

Minimum 3
この前の日曜日，友人の結婚式に参加しました．

アイ ウエント トゥ マイ フレンズ ウェディング
パーティー ラスト サンデイ

I went to my friend's wedding party last Sunday.

「この前の日曜日」は "last Sunday" です．

Step-up 7

1 今日は病院へは何で来ましたか？
How did you come to the hospital <u>today</u> ?
- yesterday＝昨日，the day before yesterday＝一昨日

2 あのお店は羊羹で有名です．
That store is <u>famous for</u> "*yokan*".
▶「〜で有名である」は "famous for〜" です．
- popular for〜＝〜で人気がある

3 パン屋のメロンパンが美味しいです．
The "melon bread" at the bakery is delicious.

4 お孫さんがお見舞いに来ていましたね．
Your <u>grandchild</u> came to visit you, didn't he ?
- daughter＝娘，son＝息子，sister＝姉妹，brother＝兄弟

5 友人に子供が生まれました．
My friend had a child.

6 昨日の満月を見ましたか？
Did you see the <u>full moon</u> last night ?
▶「満月」は "full moon" です．
- crescent moon＝三日月，half moon＝半月，shooting star＝流れ星

7 有名人に会いました．
I met a celebrity.

7-4 自分のことや家族のことについて話す

Conversation about oneself and the family

・ご自身のことやご家族（family）について尋ねる表現を確認しましょう．

Minimum 1

何人家族ですか？

ハウ　メニー　ピープル　アー　ゼア　イン　ユア　ファミリー

How many people are there in your family ?

"How many〜?" は数を尋ねる時に用います．量を尋ねる場合は "How much〜?" を用います．

Minimum 2

どちらのご出身ですか？

ホエア　アー　ユー　フローム

Where are you from ?

定番の表現なのでフレーズごと覚えましょう．

Minimum 3

日本のどこに行ったことがありますか？

ホエア　ハヴ　ユー　ビーン　トゥ　イン　ジャパン

Where have you been to in Japan ?

「〜に行ったことがある」は "have been to〜" です．

Step-up 7

1 ご家族はお元気ですか？
How's your <u>family</u> ?

- husband＝夫，wife＝妻

2 どこで育ちましたか？
Where did you grow up ?

3 ご主人の仕事は何ですか？
What does your husband do ?

▶ "What is the occupation of your husband ?" も同義です．

4 ご両親は今どこに住んでいますか？
Where do your <u>parents</u> live ?

- children＝お子様，brothers＝ご兄弟

5 日本に来て何年になりますか？
How long have you been living in Japan ?

▶「どのくらい（の期間）〜」は "how long〜" です．

6 好きな街はどこですか？
Which <u>city</u> do you like ?

▶「街」は "city" です．

- place＝場所，Japanese food＝日本の食べ物

7 故郷は何で有名ですか？
What is your home town famous for ?

7-5 趣味について話す

Conversation about hobbies

- 趣味（hobby）について尋ねる表現を確認しましょう．具体的な活動を挙げて質問できると回答が広がります．

Minimum 1

趣味は何ですか？

ホワット イズ ユア ホビー
What is your hobby?

「趣味」は "hobby" です．

Minimum 2

どのくらいの頻度でゴルフをしますか？

ハウ オーフン ドゥ ユー プレイ ゴルフ
How often do you play golf?

「どれくらいの頻度で」と問う時は，"how often" を用います．

Minimum 3

なぜその活動に取り組んでいるのですか？

ホワイ アー ユー インヴォルヴド イン ザット アクティビティ
Why are you involved in that activity?

「〜に取り組んでいる」は "be involved in〜" です．

Step-up 7

1 楽器を演奏しますか？

Can you play <u>any instruments</u> ?

- shogi＝将棋，go＝囲碁（碁），game＝ゲーム

2 習い事をしていましたか？

Did you take private lessons ?

3 美味しいものを食べたいですか？

Do you want to eat <u>something delicious</u> ?

- sushi＝寿司，fruits＝果物，rice＝ご飯

4 映画を見に行きますか？

Do you go to the movies much ?

5 家でもお菓子を作りますか？

Do you make sweets at home ?

6 音楽を聴くのは好きですか？

Do you like <u>listening to music</u> ?

- watching TV＝テレビを観る，going to a movie＝映画に行く，drawing＝絵を描く

7 人と出かけることは好きですか？

Do you like going out <u>with your friends</u> ?

- by yourself＝1人で

7-6 スポーツについて話す

Conversation about sports

- スポーツは，万国共通かつ老若男女問わず話題に挙がります．あなたの好きなスポーツ（favorite sports）や過去に行っていたスポーツ（I used to play～）を伝えてみましょう．

Minimum 1

2020年に東京でオリンピック・パラリンピックが開催されます．

ザ　ネクスト　オリンピック　アンド　パラリンピック　ゲームス
ウィル　ビー　ヘルド　イン　トウキョウ　イン　トゥーサウザンドトゥエンティ

The next Olympic and Paralympic Games will be held in Tokyo in 2020.

「～が開催される」は "be held～" です．

Minimum 2

テレビでサッカーの決勝を観ていたところです．

アイ　ワズ　ウォッチング　ザ　ファイナル　マッチ　オヴ　ザ
サッカー　チャンピオンシップ　オン　ティーヴィ

I was watching the final match of the soccer championship on TV.

「テレビで～を観る」は "watch～ on TV" です．

Minimum 3

あなたの国で盛んなスポーツは何ですか？

ホワット　イズ　ザ　モースト　ポピュラー　スポートゥ
イン　ユア　カントリー

What is the most popular sport in your country？

「最も人気がある～」は "the most popular～" です．

Step-up 7

1 どんなスポーツが好きですか？
What kind of <u>sports</u> do you like ?
- food＝食べ物，books＝本，movies＝映画

2 私はかつて野球をしていました．
I used to <u>play baseball</u>.
▶「かつて～していた」は "used to～" です．
- swim＝泳ぐ，run＝走る，ski＝スキーをする，
  play basketball＝バスケットボールをする，
  do athletics＝陸上競技をする

3 好きなチームはありますか？
Which is your favorite team ?
▶「お気に入りの」は "favorite" です．

4 あなたはスポーツをしますか？
Do you play any sports ?

5 試合は引き分けに終わりました．
The game ended in a draw.
▶「引き分け」は "a draw" です．

6 彼らのレースは互角の戦いです．
They are running a dead heat.
▶「互角の戦い」は "dead heat" です．

7 その選手が金メダルを獲得するのを見ましたか？
Did you watch <u>the athlete</u> got the gold medal ?
- 選手の名前で置き替えられます．

7-7 最近の時事問題について話すⅠ（政治経済）

Conversation about current events Ⅰ (Politics and the economy)

・政治経済に関することなど時事問題に関する表現です．現在の日本の情勢を簡単に説明できるとよいでしょう．

Minimum 1

日本は民主主義の国です．

ジャパン イズ ア デモクラティック カントリー
Japan is a democratic country.

「民主主義の」は "democratic" で，「社会主義の」は "socialistic" です．

Minimum 2

株価が上昇しています．

ストック プライシズ アー ライジング
Stock prices are rising.

「上昇している」は "be rising" で，「下落している」は "be falling" です．

Minimum 3

リニアの新幹線が開通する予定です．

ザ マグレフ ブレット トレイン ウイル ラン フロム トウキョウ トゥ オオサカ
The maglev bullet train will run from Tokyo to Osaka.

「リニア新幹線」は，"maglev bullet train" です．

Step-up 6

1 消費税が10％になりました．

The consumption tax was raised to 10%.

- income tax＝所得税，inheritance tax＝相続税

2 現在の総理大臣は山田太郎です．

The current <u>Prime Minister</u> is Taro Yamada.

- President＝大統領，King＝国王

3 日本の第1党は自民党です．

The ruling party in Japan is the <u>Liberal Democratic Party</u>.

- the Liberal Democratic Party＝自由民主党，
  the Democratic Party＝民主党，
  the Communist Party＝共産党，the Socialist Party＝社会党，
  the Republican Party＝共和党

4 日本経済は，少し不景気です．

The Japanese economy is in a slight depression.

▶「不景気」は "depression" です．

5 医療は厚生労働省の管轄です．

<u>The Ministry of Health, Labour and Welfare</u> is the agency in charge of healthcare.

▶「厚生労働省」は "the Ministry of Health, Labour and Welfare" です．

- the Ministry of Foreign Affairs＝外務省，
  the Ministry of Justice＝法務省

6 自動車の自動運転技術が進歩しています．

The technology for automatic car driving systems is advancing.

7-8 最近の時事問題について話すⅡ（社会・国際情勢など）

Conversation about current events Ⅱ (Society and global issues)

・社会・国際情勢など，最近の時事問題に関する表現をみてみましょう．

Minimum 1
日本人は働きすぎかもしれません．

ジャパニーズ　ピープル　メイ　ビー　ワーキング　トゥー　マッチ

Japanese people may be working too much.

「働きすぎる」は "work too much" です．

Minimum 2
日本は高齢化社会に直面しています．

ジャパン　イズ　ファイシング　アン　エイジング　ソサエティ

Japan is facing an aging society.

「高齢化社会」は "aging society" です．

Minimum 3
日本では，医師不足が深刻な社会問題となっています．

ザ　ショーティジ　オヴ　メディカル　ドクターズ　ハズ　ビカム　ア　シリアス　ソーシャル　プロブレム　イン　ジャパン

The shortage of medical doctors has become a serious social problem in Japan.

「～不足」は "shortage of ～" です．「深刻な社会問題」は "serious social problem" です．

Step-up 6

1 日本の新しい年号は，令和です．

The name of Japan's new imperial era is "*Reiwa*".

2 国内のさまざまな場所で地震が起きています．

Earthquakes occurred in many regions in Japan.

■ fires＝火災，typhoon damage＝台風被害

3 都市部で待機児童が問題になっています．

The shortage of daycare centers for children is a serious problem in urban areas.

▶「不足」は "shortage"，「問題」は "problem" です．「都市の」は "urban" と言います．

■ rural＝地方の

4 日本で女性の社会進出が促進されています．

Social progress of women is being done to promote in Japan.

5 世界のさまざまな地域で難民問題が生じています．

There is the issue of refugees in various areas of the world.

■ infectious disease＝感染症，ethnic war＝民族紛争，extreme weather＝異常気象

6 田中氏がノーベル医学生理学賞を受賞しました．

Dr. Tanaka was awarded the Nobel Prize in Physiology or Medicine.

■ Physics＝物理学，Chemistry＝化学，Literature＝文学

索 引
Index

a
- abnormally high 33
- advancing 157
- aerobic exercise 111
- affected 84, 109, 112
- afterwards 71
- against 285
- aging society 158
- agnosia 74
- alarm timer 131
- aloud 69
- alternately 141
- alternative 23
- ambulation 23
- anemia 92
- ankle 57, 89
- appetite 79
- apraxia 74
- arrange 77
- article 129
- as fast as possible 57
- as quickly as possible 68
- as well as 23
- aspiration pneumonia 127
- assess 119
- assistance 36
- at high risk of 89
- at home 25
- at maximum speed 54
- attach 119
- attention 128
- auditory comprehension 124

b
- balance function 88
- barrier-free 43
- basic movement 22, 23
- bathing 37
- bathtub 60
- be attached to 119
- be chopped 127
- be clouded 123
- be covered by 42
- be depressed 122
- be diagnosed with 41
- be disoriented to 123
- be held in 154
- be impaired 124
- be in charge of 18
- be inserted 83
- be interested in 79
- be involved in 152
- be nervous 19
- be related to 77
- be worried about 31, 93
- become able to 44, 94
- behavioral disturbance 123
- behind 53
- bend 48, 51, 53, 98, 99
- blood cholesterol level 33
- blood glucose level 93
- blood pressure 33
- blow 137
- boil 141
- brain 90
- breath 137
- breathe 138
- breathy voice 136
- bring ~ up 59
- brush 74, 112, 113
- bubble 81
- buttock 99, 103
- by mouth 126

c
- cane 36, 95
- cardiac dysfunction 90
- cardiac rehabilitation 19
- cardio pulmonary exercise test 111
- carefully 133
- carry out 126
- catheter 31
- ceiling 49
- celebrate 147
- celebrity 149
- certified rehabilitation physician 21
- cervical spine 91
- chew 83
- chin 139
- choke 40
- choose 74
- chop 115
- chopsticks 61, 113
- chronic 33
- clean up 62
- clear 40
- clearly 38

Index

click 75
climb up and down 44
cognition 22
cognitive 123
column 108
comb 113
compensatory aid 130
complete 77
complication 33
compression fracture 91
concentrate 39, 78
concentration 123
condition 24
consciousness 66, 123
consumption tax 157
continuing 111
continuous 111
contraction 111
contracture 89
control your bladder and bowels 61
conversation 39, 135
cooking 114
copy 76
cough 40, 126, 127
count 39, 69, 111
create 77
cue 57, 105
currently 42
cycling ergometer 111

d
daily necessity 63
date of birth 66
dead heat 155
decreased 89
deep breath 117
definition 133
deformation 119
democratic 156
demonstrate 118
denture 141
Department of Internal Medicine 21
Department of Orthopedics 21
Department of Rehabilitation Medicine 20, 21
Department of Surgery 21
depressed 122
depression 122
detailed examination 126
deteriorate 92
deterioration 90
diagnosed 41
difference 128
difficulty 38
disappeared 93
discharge 95
discharged 45
disorientation 66
disturbances of attention 123
disturbances of memory 123
do a sum 129
do our best 95
do the laundry 63
draw 67, 68
dressing 37
drop 51
drug allergy 32
dry cloth 63
dysarthria 125
dysphagia 126

e
easily 37
easily forget 122
eating 37
eating manner 23
echocardiography 90
economy 157
elbow 48, 49, 53, 89
elbows bent 49
emotion 122
ended in 155
endoscope 83
energy to 125
environment 119
environmental adjustment 130
episode 67
equally 105
error 39
evaluate 61, 83
except for 20
exercise 111
experience 19
expert 22
extend 49

extra 41
f facility 42
facing 158
false 132
favorite 155
feel free to 128
feel pain 58
feel tired 79
femoral neck fracture 91
figure 67
fill in 132
final match 154
fine 25
fist 75
fix 63, 109
flexor muscles 89
flip 50
floor 21, 49
fluently 124
fold clothes 63
forgetful 38
fountain pen 71
fracture 30
full moon 149
g gaining weight 41
general disease 33
general hospital 21
gesture 134
get along with 79
get angry 79
get better 30
get dressed 61
get into 60
get worse 30, 31
go back home 95
go shopping 63
gradually 92
grandchild 149
greeting 26
grip 109
grooming 37
grow up 151
guess 135
gurgling 41
h had better 118
hamstring 117

handrail 55, 105
heel 57, 107
help 36
hematoma 91
hemispatial neglect 123
hemorrhagic lesion 90
hint 132
hip 91
history of 30
hoarse 40
hold 53, 83
hold on to 102, 105
hospitalization 97
how long 44
humidity 145
hurt 34
i illness 32
imitate 75
impaired 127
imperial era 159
improve 30, 88
in the same order 68
include 22
increased 89
independently 55
index finger 56
inflammation 93
ingest 126
injury 33
inpatient rehabilitation 96
insert 51, 103
instructing 23
instruction 71
instrument 153
insurance provider 42
intend to 45
intravenous infusion 31
introduce myself 18
involve 111
j jigsaw puzzle 129
join 134
k kick 52
king 157
kneecap 57
l language center 125
language function 124

索引
Index

lap 49
last time 24
lean 113
leg 30
letter 135
lie (down) 101
lift 48, 53, 59, 98
limb 88, 89
lips 80
listen to 129
little finger 52
living environment 42
living expenses 43
localized 34
location 34
long-term care insurance 45
losing weight 41
lower back 53
lumbar spine 91

m maglev bullet train 156
mainstay 96
maintain 101, 123
major surgery 32
make a fist 51
make an appointment 27
make phone calls 63
make sure to 27
malalignment 91
malignant disorder 93
manipulate 23
match 129
maximum 144
maze 129
meaning of 133
measure 51, 59
medical treatment 31
memory disorder 66
mild 125
mobility 37
move 50
muscle strength 59
muscle tonus 89

n next time 26
next visit 27
nose 56
numbness 31, 35

nurse 19

o observe 61
obstacle 131
obvious 123, 127
occupation 43, 151
occupational therapist 22
official 146
on your own 89
opposite 49
oral care 37
orthopedic 19, 21
orthosis 107
outpatient clinic 21
outpatient rehabilitation 97

p pain 31, 34
palm 53, 57
parallel bars 55
paralysis 88
pause 135
peeler 115
peg 108
perform 37
performance 61
personality 39
pharmacist 19
physical therapist 22
physical therapy 96
pillow 138
place 56, 151
pneumonia 90
point 34
post 130
practice 23, 113
prepare 37, 63
president 157
pretend 74
prevent 119
previous 31
prime minister 66, 157
private family matters 43
private lesson 153
promote 159
pronounce 38
pronunciation 137
prosthesis 107
provide rehabilitation 20

provided 96
public transportation 62
pucker 81
puff out 81
puree 141
putamen 90

r raise 77, 139
range of motion 59
reach 57
receive rehabilitation 45
recently 148
recognize 39
recover 26
refugee 159
regards 27
region 34
regularly 25
rehabilitation hospital 21
rehabilitation physician 19
remain 41
renal function 92
repaired 141
repeatedly 125
resident 43
residual substances 127
reveal 90
roll over 22, 100
route 115
routine 130, 131

s sagittal section 91
saliva 82
scissors 74, 108
scoop up 113
self-care 23
self-care activity 22
self-help device 36
serious 158
serious illness 33
severe 125
shift 99, 106
shortage 159
shortness of breath 110
shoulder 49
sign 93
similar 71
sit up 22, 101

skin 57
skip 97
sleeve 112
sliced jelly 138
slouch 101
social background 42
soft hammer 57
specialty 18
speech 124
speech therapist 22
spinal cord injury 19
splint 119
spread 50
spreading to 34
squeeze 53
stair 44
stand up 22, 89, 105
stenosis 91
step 43
stethoscope 82
stick 81, 139
sticky food 141
stock price 156
stomach 48
straighten 59
straw 81
stretch 117
stroke 18, 57
suffer from 33
suggest 90
summarize 129
surgery 31
swallow 22
symptom 25

t take care of 21, 27, 42
take notes 129
take off 118
take your clothes off 60
take your medicine 27
taken 25
tap 57, 69
task 68
teeth 112, 139
tempo 136
temporarily 43
tender 141

索 引
Index

therapist 19
thicken 140
thickened meal 127
throat 40, 127, 139
thumb 52
ticklish 56
tie 109
tighten 98
tightly 102
toe 52, 84
toileting 37
tone 137
tongue 139
tool 36
touch 34
tough food 41
trace 109
trachea 127
training gym 21, 97
transfer board 103
treatment 32
tuck 139
tuning fork 85
turn 103

U uncomfortable 145
undergo 31, 32
unfortunately 95
unstable 88
urban 159
used to 155
usual way 61

V verbally 124
vibration 85
viral infection 93
visible 131
visiting hours 20
vocational 45

W waist 103
walker 36
walking aid 95
walking distance 55
walking speed 55
ward 21
warning 130
wash 61
wave 75

weakness 88
wedding party 148
wheelchair 61
wipe 113
without any assistance 89
workplace 44
worksheet 130, 135
wrist 51

【代表著者】

角田　亘（かくだ　わたる，Kakuda Wataru）
国際医療福祉大学医学部　リハビリテーション医学主任教授

東京慈恵会医科大学医学部卒業.
■国立循環器病センターなどで神経内科医として研鑽を積んだ後2004年に渡米，Stanford大学脳卒中センターに2年間勤務して米国の臨床医学を学んだ．帰国後はリハビリテーション医療とその臨床研究に従事し2017年から現職.
■現在は英語による医学生教育にも取り組んでいる．国立循環器病センター勤務時代に他国からの留学生と時間を共にすることで英会話の基礎を学び，米国留学中に現地の医師や患者と触れ合いながらそれを研ぎ澄ました．"医療には国境があってはならない"がモットーであり，それを実現するためには英会話を習得することが不可欠であると考えている．外国語を学ぶことが趣味のひとつでもあるため，スペイン語などにも堪能である．

【著者】

志村　圭太（しむら　けいた，Shimura Keita）
国際医療福祉大学成田保健医療学部　理学療法学科講師

国際医療福祉大学卒業.
■東京都内の医療機関で理学療法士として臨床業務に従事した後2007年に渡米，Kaiser Foundation Rehabilitation Centerにおいて卒後PNF（固有受容性神経筋促通治療法）研修／短期就労プログラムに参加し，臨床業務に携わりながら理学療法技術を学んだ．帰国後は医療機関に勤務しながら，学会，講習会での通訳や理学療法関連洋書の翻訳を務める．2014年からはJICA青年海外協力隊員として，ボリビアでスペイン語での理学療法技術指導に従事した．2016年から現職.
■現在は，英語関連の専門科目でメディカルイングリッシュボキャブラリーを担当する．国際化が進む社会の中で多様性に寛容になるためには少なからずの英語力が必要であり，文化や価値観の異なる人々との交流は人生を豊かにすると考えている．

山口佳小里（やまぐち　かおり，Yamaguchi Kaori）
国際医療福祉大学成田保健医療学部　作業療法学科講師

名古屋大学医学部保健学科卒業.
■大学院在学中，米国NC State Universityにおいて短期プログラムSummer Institute in Englishを修了した．博士課程修了後は，継続的にCognitive Neuroscience Annual Meeting, Aging & Society Interdisciplinary Conference, International Society of Physical and Rehabilitation Medicine World Congressなどの国際学会で発表を続けている他，作業療法学関係の国際学会で通訳のボランティアも務めている．2016年から現職.
■現在は，国際リハビリテーション領域に活動の場を広げ，主にアジア圏における国際的な調査研究に携わっている．グローバルな社会貢献において英語は必須であり，異なる国籍の人々との直接的な関わりが国際性を養う上で肝要と考える．

大石　斐子（おおいし　あやこ，Oishi Ayako）
国際医療福祉大学成田保健医療学部　言語聴覚学科助教

上智大学外国語学部英語学科卒業．
■在学中，カナダの McGill 大学に 1 年間留学し，言語学や心理学を学んだ．その経験から言語聴覚士になることを決意し，上智大学大学院にて言語聴覚士の資格を取得，東京湾岸リハビリテーション病院勤務を経て，2017 年から現職．
■臨床現場では日本語を母語としない患者も担当し，言語・コミュニケーションの専門職として何ができるのか模索してきた．言語聴覚士が不在の国々におけるリハビリテーション専門職との交流の経験から，世界においては言語聴覚療法がいまだ十分に浸透しておらず，相互協力が必要であると感じている．これより，学習経験のあるスペイン語とフランス語に加え，現在はアジア諸国の言語にも興味を持っている．

Florescu Mihail Cosmin
国際医療福祉大学医学部　総合教育センター講師

筑波大学大学院地域研究（日本研究）学科卒業．
■大手企業において通訳・翻訳業務を行いながら，オーストラリアの University of New England にて応用言語学の修士号を取得．2016 年から国際医療福祉大学成田保健医療学部で保健医療大学生向けの英語授業を担当，2017 年からは新設された同大学の医学部に配属され，医学部学生を対象に"医学英語"などの授業を担当している．さらには，基礎医学系科目資料の日英翻訳やネイティブチェック業務も行っている．
■医療現場におけるコミュニケーション改善を使命感として認識している．母国語がルーマニア語で，バイリンガルな子供の育ち方にも興味を持っている．

【代表著者】

角田　亘　Wataru Kakuda, MD, PhD

【著者】

志村　圭太　Keita Shimura, PT, PhD
山口　佳小里　Kaori Yamaguchi, OT, PhD
大石　斐子　Ayako Oishi, ST, PhD
Florescu Mihail Cosmin　MA

©2019

第2刷　2022年7月21日
第1版発行　2019年9月30日

**カンタン　リハビリ英会話
キーフレーズ 600＋**

定価はカバーに表示してあります

代表著者　　　　　角田　亘

発行者　　　　　林　峰子
発行所　　株式会社 新興医学出版社
〒113-0033　東京都文京区本郷6丁目26番8号
電話 03(3816)2853　FAX 03(3816)2895

検印省略

印刷　三報社印刷株式会社　　ISBN978-4-88002-592-6　　郵便振替　00120-8-191625

- 本書の複製権・翻訳権・上映権・譲渡権・公衆送信権（送信可能化権を含む）は株式会社新興医学出版社が保有します。
- 本書を無断で複製する行為（コピー，スキャン，デジタルデータ化など）は，著作権法上での限られた例外（「私的使用のための複製」など）を除き禁じられています。研究活動，診療を含み業務上使用する目的で上記の行為を行うことは大学，病院，企業などにおける内部的な利用であっても，私的使用には該当せず，違法です。また，私的使用のためであっても，代行業者等の第三者に依頼して上記の行為を行うことは違法となります。
- JCOPY 〈(社) 出版者著作権管理機構　委託出版物〉
  本書の無断複製は著作権法上での例外を除き禁じられています。複製される場合は，そのつど事前に，(社) 出版者著作権管理機構（電話 03-5244-5088, FAX03-5244-5089, e-mail：info@jcopy.or.jp）の許諾を得てください。